食べる時間こそが
最高の健康法

65歳からの
知っておきたい
時間栄養学

日本時間栄養学会顧問
柴田重信 監修

家の光協会

まえがき

「早寝、早起き、朝ごはん」という食育運動がありますが、「遅寝、遅起き、晩ごはん」ではなぜダメなのでしょうか？　朝ごはんは英語でブレイクファスト（絶食を破る食事）と呼びます。これは、寝ている間は絶食状態になり、その後にとる食事なので、そう呼びます。一方、晩ごはんはどうでしょう。今から寝る(エネルギーは使わない時間帯)というときの食事です。こう考えるだけでも、朝食の意味と夕食の意味は異なるだろうと、何となく感じますよね。これらのことをサイエンスで明らかにしようというのが、時間栄養学の考え方です。

海外に行くと、現地の時計と自分の体の時計が合致しないため、時差ボケを感じることからも、我々の体には体内時計が備わり、1日24時間周期のリズムを作っていることがわかります。実は、細菌などを除くほぼすべての生物が体内時計を持っているのですが、これは昼夜の変化がある地球上に生活しているからです。

人類は、体内時計のいろいろなはたらきの中で、効率的な栄養摂取のために活動的な時刻を中心とする食行動リズムを作り出しました。一方、人工光の発明や農業の発展で、人は動物と異なり、光や食行動をコントロールできるようになりました。そのため、睡眠時間や食事時間によっては、体内時計の機能不全が起こり、メタボをはじめとする種々の疾患も生まれました。

本書のタイトルにもある「時間栄養学」という言葉を、初めて聞いた人も多いと思います。これを説明するために、まず、薬を飲むときのことを思い出してもらいたいと思います。朝二錠、夕方に一錠などと、処方せんに記されていますね。これは、薬の効果を発揮し、また副作用を軽減する時間を見つけて服薬のタイミングを決めているからです。このような「体内時計と薬」の関係を調べる学問を、時間薬理学といいます。

同じことを、食事の分野でも考えるのが、時間栄養学です。

体内時計の研究の中で、「体内時計と食・栄養」の関係を明らかにする時間栄養学の研究が、ここ十年ほどで盛んになってきています。

二〇一七年のノーベル生理学・医学賞の対象分野は体内時計が選定されました。米国の三科学者が受賞しましたが、体内時計を作っている部品である「時計遺伝子」と呼ばれるものの発見と、時計としての仕組みを解明したことが受賞理由です。

この体内時計の研究で驚いたことがあります。内臓などの末梢臓器にある「副時計」の発見です。

体内時計は脳などの中枢臓器に「主時計」があるのですが、胃や腸などの末梢臓器にも「副時計」があり、現場の実情に合わせた時計になっているというのです。たとえば肝臓は、アルコールをはじめとした有害物質に対して解毒作用がありますが、時間帯によってはたらき具合が異なります。そのため、時間帯によって、お酒の酔い方も変わってくるのです。

体内時計は地球自転周期の24時間ピッタリでなく、24時間より長いことが知られています。したがって、体内時計を進める必要がありますが、重要なのは日光といわれてきました。

朝に光を浴びると、脳の「主時計」は一時的に時計の針を進めます。それに加えて、末梢臓器にある「副時計」は、時計の針を朝食によって進めることがわかったのです。

さらに、朝食とまったく同じ食事を夕食でとった場合、より高血糖が続くことがわかりました。夕食時の、低炭水化物食が糖尿病予防にはよいことなど、食事のタイミングが重要なこともわかってきました。

この時間栄養学は、高齢者の健康にも重要な役割を果たします。

高齢になると、診断がつく前の「未病」状態の不調や、種々の疾病のリスクが高まります。このような状態では、食事療法が重要になってきます。メタボ（肥満・糖尿病、脂質異常、高血圧）では「過剰の栄養学」が、フレイル（虚弱状態）やサルコペニア（筋肉量の減少に伴う筋力や身体機能の低下）では、「不足の栄養学」が大切になってきます。

　塩分の排泄が盛んな時間帯を知れば、みそ汁はその時間帯に合わせて飲む、あるいは、骨が形成されやすい時間帯を知れば、それに合わせて食材のカルシウムやビタミンDをとろうと考えられますね。

　また、時間栄養学では、何かを余分にとったり、減らしたりすることに重きを置くのではなく、あくまで摂取時間帯を見直そうという考えに基づいています。本書では身近な食材や栄養を取り上げ、わかりやすく解説しています。気になる項目があれば試してみてください。

　時間栄養学が、健康維持のため、そして、未病や軽度疾患のために食事を見直したい高齢者の手助けになることを期待しています。

日本時間栄養学会顧問　柴田重信

もくじ

第2章

朝食が健康を左右する

第3章 昼食がもつ意外な健康効果

第4章 夕食時に気をつけること

第1章

食べる時間と体の関係

1-1

絶食時間が体をリセットする

体内には「主時計」と「副時計」がある

朝食が他の食事と異なるのは、睡眠という長い絶食後の食事ということです。睡眠をとらない動物はいないので、すべての動物は絶食時間を持っています。そして、絶食後の食事は、ある重要な役割を果たしています。

その役割とは、体の中の体内時計をリセットするというもの。

1997年に哺乳動物の「時計遺伝子クロック（Clock）」が発見され、体内時計は脳だけではなく、内臓や血液の末梢臓器のすべてで機能していることが判明しました。脳を「主時計」とすると、内臓や血液には「副時計」があるということです。

朝の光を浴びて、脳は目覚めて、体内時計がリセットされ、新しい一日が始まります。それに対して、臓器などにある副時計は、光の明暗のみならず、朝食によって動き出すことがわかってきました。

つまり、明るくなって脳は目覚めていても、朝食を食べないと、体は目覚めないということです。朝ごはんをとらないということは、体内で「時差ボケ」を起こしているのと同じこと。体内時計が不調になると、体調不良や病気の原因となってしまいます。

高齢になり通勤がなくなったり、子どもたちが独立したりすると、規則正しい生活とは無縁となる可能性もあります。食も細くなり、一日二食で済ませることなども増えるかもしれません。若い頃のように眠れなくなることも増えてきます。だからこそ、正しい時間に正しく食事をすることが大切になってきます。

最適な絶食時間は？

なお、絶食時間については、２０１６年に大隅良典先生がノーベル賞を受賞した「オートファジー」の研究が知られています。オートファジーとは新陳代謝を担う細胞内の分解の仕組みで、筋肉のタンパク質や脂肪組織を分解することで、細胞の健康を維持するはたらきのことです。

そして、オートファジーは絶食によって活発になります。しかし、絶食時間が長すぎて、オートファジーが過剰になると、たとえば分解された脂肪が肝臓にため込まれて脂肪肝になったり、高齢者では筋肉が減少するサルコペニアのリスクが高まったりするなど、健康を害する可能性があることもわかってきました。

さらに、絶食する時間帯も関係があることが、わかってきました。16時間絶食（8時間摂食）では、朝6時～15時（Aグループ）に食事をとる場合と、昼11時～20時（Bグループ）の場合を比較すると、Aグループのほうがより、インスリン抵抗性や空腹時血糖値、体重や体脂肪量で、良好な効果が得られました。

一方、絶食時間を調べた研究では、14時間ではオートファジーの効果があるものの、11時間ではそれほどの違いが現れないという結果が出ました。絶食時間としては、短すぎたようです。そこで、12時間で研究をしたところ、たった1時間の違いながら、14時間絶食に近い効果が得られたのです。絶食が効果を現す時間は12時間といえるでしょう。

以上のことから、時間栄養学的には、朝から夕方にかけて12時間を摂食時間、夜から朝にかけての12時間を絶食時間とするのが、もっとも、日ごろの生活に取り入れやすく、また、効果的です。より効果を感じたい人は、絶食時間を2時間のばして14時間とするのがよいでしょう。

コラム 時間薬理学　薬は時間が大切。食品は？

薬の処方では、ほとんどの医薬品の摂取時間が決められています。１日１回の朝処方や、１日３回の分割処方があります。薬を摂取する時間が決められているのには、理由があります。その考え方を、「時間薬理学」といいます。

たとえば、潰瘍治療薬のラニチジンを24時間連続投与するという実験がありました。血中濃度は、昼と夜とで変わりないのに、ラニチジンに対する組織の感受性は昼のほうが高かったという報告があります。つまり、昼のほうが〝よく効いた〟ということです。

また、肝臓でコレステロールが合成されるときに必要とされる、HMG-CoA還元酵素は、夕方から夜間にかけて活性の値が高くなることがわかっています。そのため、血中コレステロールを下げ、血管が詰まりにくくするスタチン系の薬は、夜間にとるほうが〝よく効く〟可能性が高まります。

さて、一方で機能性表示食品は、摂取時間を表すことを消費者庁が禁じています。これは、薬品とは異なり、食品だからという理由です。

しかしながら、時間栄養学という学問は、食品や栄養が効果的な〝時間〟を探ることを目的としています。将来、エビデンスが十分になったときには、○○機能性食品は、○○の時間にとるともっとも効果的です、と言える日が来ることでしょう。

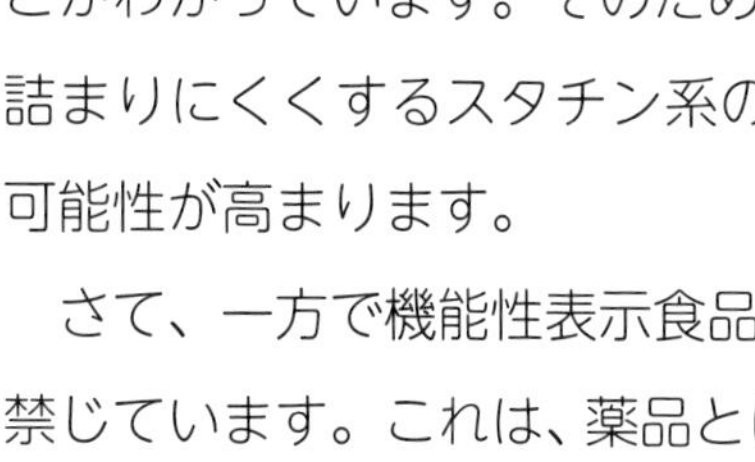

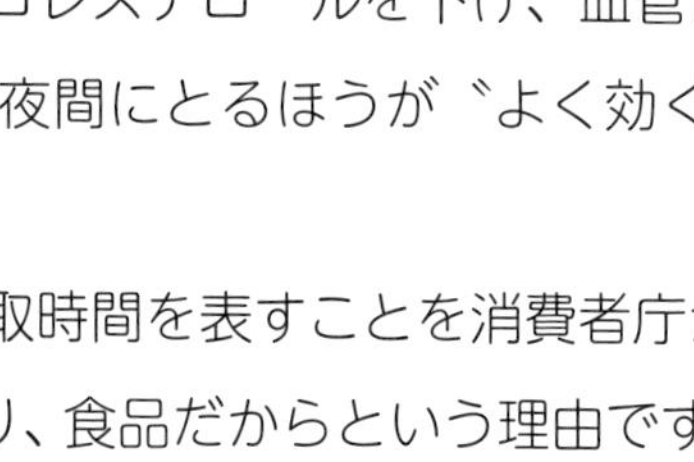

1-2 絶食には血圧を下げる効果も

プチ断食のコツ

近ごろ、食事をとる時間帯を制限する「プチ断食」が注目されています。体調がよくなるというのが、理由です。

プチ断食は、時間栄養学の専門用語では「食事時間制限法」といいますが、実際、肥満解消や血圧が下がるなどの健康効果のあることが、さまざまな研究により明らかになっています。年をとると血管の弾力性が低下し、血圧が高くなる傾向があります。血圧を下げる薬を飲んでいる人もいるかもしれません。

たとえば、1日の食事を10時間以内に終えれば、14時間のプチ断食となります。この場合、朝食を午前8時にとるとしたら、夕食は午後6時に終えます。一方で1日の食事時間を14時間以内に終えるとすれば、午前8時に朝食をとり、午後10時に夕食を終えることで10時間のプチ断食になります。

しかし、この結果には、時間により大きな差がありました。

アメリカで12週間にわたって実施された実験によると、14時間のプチ断食を実行したグループでは、血圧や腹囲の数値が下がったのに対して、10時間だったグループは、血圧も腹囲も数値は上昇してしまいました。時間栄養学的な視点でいうと、14時間のプチ断食には健康効果があるということです。

ただ、プチ断食とはいえ、ふだんの生活で14時間断食することは、なかなか難しいかもしれません。しかし、12時間の断食であれば、朝食が午前8時、夕食が午後8時までですから、実行は十分に可能ではないでしょうか。

プチ断食の時間効果については、13時間から16時間の範囲であれば、ほぼ変わらないこともわかっています。そうであれば、まずは12時間のプチ断食から取り組むことは意義あることといえるでしょう。慣れてきたら、断食時間を少しずつ長くします。

ただし、18時間以上にはならないようにしましょう。オートファジーの害が出てしまうからです。オートファジーというのは、細胞が自分自身を分解して健康を維持しようとする仕組みで、プチ断食時間が長くなるにつれ活発化します。あまりにもプチ断食時間が長くなりすぎると、脂肪肝や筋肉減少のリスクが高まり、結果的に健康被害をもたらしてしまうのです。脂肪肝はもちろんですが、高齢者にとって筋肉の減少は、サルコペニアにつながります。サルコペニアとは、筋肉量や筋力の低下をさす言葉ですが、健康な生活を維持するためにも避けたい現象です。

プチ断食を行うのは、短い場合で12時間、長くても16時間までにとどめましょう。

朝食は朝の時間帯にとる

プチ断食を成功させるためには、もうひとつ大事なポイントがあります。それは、体内時計を朝型にリセットできる時間帯に、断食後の最初の食事、いわゆる「ブレイクファスト」をとることです。

体内時計のリセット効果が高くなるのは朝の時間帯で、昼に近づくほど薄れていきます。ブレイクファスト＝朝食は、遅くとも朝の9時までにはとるようにしてください。朝食の時間帯が昼ごろにずれ込むと、夕食の時間も遅くなるため、時間栄養学的に脂肪が蓄積されやすくなることも、早めに朝食を終えたい理由のひとつです。

朝食の時間と断食時間が決まれば、おのずと夕食の時間が決まります。午前8時に朝食をとり、12時間のプチ断食をするなら、夕食は午後8時に終了です。

高血圧のほか、肥満、脂質異常で悩んでいる方も、プチ断食に取り組む意義はあります。無理のない範囲で、チャレンジしてみましょう。

コラム 時間薬理学　症状別の薬の飲み方①

・高血圧

血圧は、朝低く昼から夕方に高くなり、睡眠中は低下するというリズムを刻みます。血圧が正常な人は、夜間の血圧は昼間と比べて20~30%低下し、朝起きたときには急激に血圧が上昇します（ディッピング型）。一方、高血圧の人は、夜間の血圧が昼間と比べて10%ほどしか低下しない場合（ノンディッピング型）、あるいは、夜間に逆に血圧が上昇する場合（ライザー型）もあります。

そこで、高血圧治療では、夜間の血圧をコントロールすることが大切になります。降圧剤を朝と夕方に投与した場合、夕方のほうが心血管障害の発症の可能性が、0.39倍低下しました。特に、早朝に高血圧になる人は、夕食後や就寝前の降圧剤が効くということになります。

・気管支喘息

気管支喘息の発作は、明け方に多いことがよく知られています。早朝は交感神経のはたらきが弱く、副交感神経が優位になるので、気管支が収縮しやすいからです。また、気管支の炎症具合を知るために、ピークフロー（力いっぱいに息を吐き出したときの息の速さ）を測定する方法があります。喘息の兆しがみられるときには、このピークフローが低下します。この値は、昼間は高く、早朝に最低値を示します。

つまり、気管支喘息の発作が起こりやすい時間は、早朝ということになります。喘息の薬として使われる、気管支拡張薬のテオフィリンは、製剤技術を工夫し、薬を飲んだ10~12時間後に血中濃度が最大になるようにしています。夕食後に飲めば、朝にもっとも効きます。

※　ここでの説明は一般論です。用法・用量はかかりつけ医に相談してください。

1-3 時差ボケは食事でも起きる

時差ボケとは？

時差ボケというと、多くの人は「時差の大きな国へ移動したときに起きる」と考えるのではないでしょうか。アメリカやヨーロッパなどへ出向き、日中でも頭がボーッとしたり、疲れがとれなかったりという症状を経験した人も多いことでしょう。

この原因は、体内時計がずれてしまうことです。時差がある地域へ飛行機で高速移動すると、体内時計は夜で睡眠モードに入っているのに、現地は昼間のため起きていなければならないということが起こります。眠気、疲労感だけでなく、頭痛やめまい、食欲不振や便秘などを感じることもあるでしょう。

さて、時差ボケが体内時計のずれで起こるということは、日常生活でも体内時計がずれると時差ボケになるということです。夜ふかしをしたり、休日に朝寝坊をしたりすると、たとえ睡眠時間が足りていたとしても、海外の時差ボケと同じように不調の症状が現れます。体内時計が乱れたために、時差ボケになってしまったということです。

乱れた体内時計のリズムは、朝の「光」を浴び、朝の「ごはん」を食べることで整えることができます。朝陽は、目覚めてカーテンを開けたり、外に出たりすれば、簡単に浴びることができます。しかし、朝食は「食べている時間がない」ということもあるでしょう。

では、朝ごはんを食べないと体内時計はどうなるのか――実験結果を紹介します。

朝ごはんを抜くと体内時計がリセットできない

実験はヒトを対象に、午前7時に点灯、午後11時に消灯という室内で実施されたものです。

その環境で、まずは午前7時、正午、午後5時に食事をとり、睡眠に関わるホルモン・メラトニンの血液濃度や皮下脂肪の体内組織から、体内時計のはたらきについてデータをとりました。

その後、照明の環境は変えず、食事時間のみを正午、午後5時、午後10時にずらし、同様のデータをとりました。

その結果、体内時計のうち主時計に変化はみられなかったのですが、副時計には1〜1・5時間ほどのズレが生じることがわかったのです。食事時間を5時間遅らせたことを考えると、1〜1・5時間の遅れというのは、大きな差ではないと思えるかもしれません。しかし、主時計と副時計のリズムがずれてしまっていることは間違いありません。結果、ボーッとする、頭がスッキリしない、体が重い、動きたくないなどの症状が体に現れます。

思い出していただきたいのですが、体内時計の周期は24時間よりも長いので1日30分程度でも時計の針を進めないといけません。それなのに朝ごはん抜きで、1〜1・5時間も遅れてしまうのですから、朝食は必須ですね。

ずいぶん前置きが長くなってしまいましたが、この状態が、時間栄養学でいうところの「朝食時差ボケ」です。

朝食時差ボケが引き起こすこと

ビジネスパーソンの場合は、朝から重要な会議や商談が入っていることもあるでしょう。朝食時差ボケで頭も体も重い状態では、よいパフォーマンスが発揮できない可能性が大きくなります。また、以前から「朝食を食べない子どもは、1時間目の調子が出ず、ボーッとしていることが多い」という指摘がされ、問題視されてきました。授業に身が入らなければ、当然、成績も下がります。

実際に、小・中学生を対象として、朝ごはんを食べるか否かと、成績がどのような関係にあるかを調査したデータがあります。それによると「朝食を毎日食べている」「どちらかというと食べている」「あまり食べていない」「まったく食べていない」という順で、学力テストの正答率が下がる、つまり成績がよくないという結果になりました。朝食をとらないことによる「朝食時差ボケ」が影響していると考えられます。

さらに、朝食を食べない大学生には抑うつ状態が多くみられること、その後、社会に出たときの年収にも差が出るともいわれているのです。海外に出かけた際の時差ボケは一過性のものといえますが、朝食時差ボケを放置しておくことは、長い人生に影響を及ぼしかねません。わが子や孫の将来を考えると、朝ごはんを食べないことは、決してすすめられることではないといえます。

食事をしても朝食時差ボケに？

では、とりあえず何かを口に入れれば「朝ごはんを食べた」ということで、朝食時差ボケを防げるのでしょうか。20代～50代の男女１２００人を対象にした調査結果をもとに考えてみましょう。

この調査では、朝食に食べたものを４つの分類で答えてもらい、その後、出やすいと感じる不快な症状を答えてもらいました。

食事の分類は「穀物・油脂」「乳・乳製品・卵」「野菜・イモ・果物」「魚介・肉・豆類」の4つで、その分類に該当するものを食べた場合は、1分類につき1点として計算します。4分類すべてとっていれば4点、「穀物・油脂」と「野菜・イモ・果物」だけであれば2点、何も食べていなければ0点ということです。

結果はどうなったかというと、バランスよく食べている4点の人が、もっとも不快な症状が少なく、偏った食生活の人ほど、不快な症状が出やすくなっていました。

そして、朝食に何も食べなかった0点の人は「身体が重い」「寝たはずなのに寝不足」「目覚めが悪い」「出勤や登校がしたくない」「胃腸がだるい」「胃が痛い」「おなかが張る」というすべての症状において、訴える割合がもっとも高くなりました。

このことからも、朝ごはんを食べないことが「朝食時差ボケ」を引き起こすこと、食事内容も大切であることがおわかりいただけるかと思います。

朝食時差ボケとは？

朝ごはんを抜くことで…

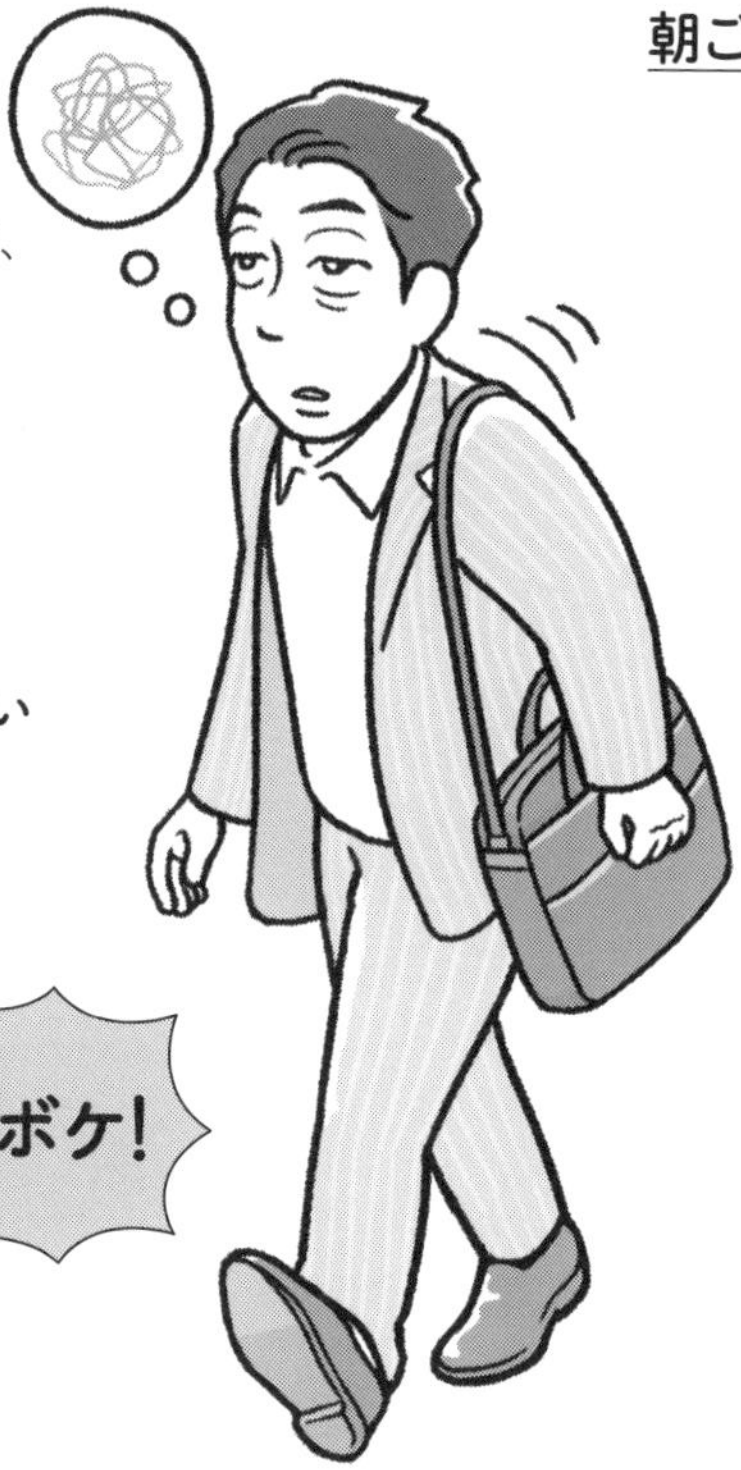

主時計

光の刺激で起きているが、
体がついていかない

副時計

食事をしていないので、
まだ起きていない

頭がスッキリしない

体が重い…
動きたくない

体内で時差ボケ!

朝ごはんを食べない 20代〜50代

寝たはずなのに寝不足
胃腸がだるい
おなかが張る

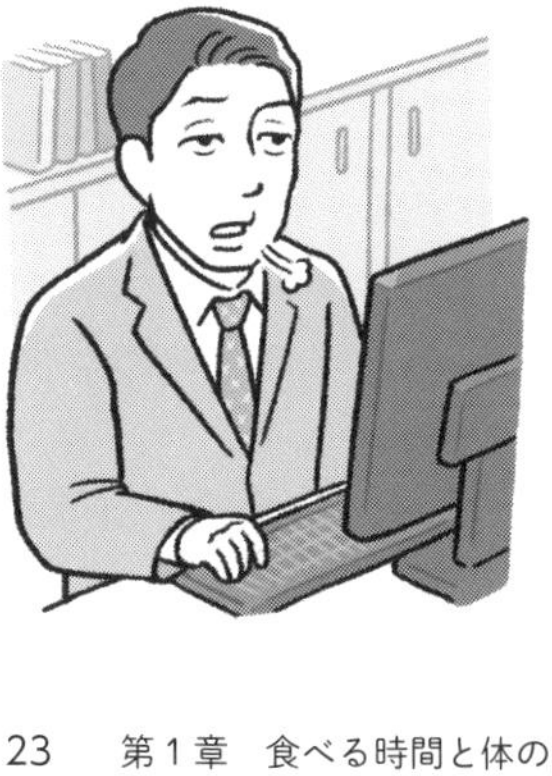

朝ごはんを食べない 大学生

抑うつ状態が多い

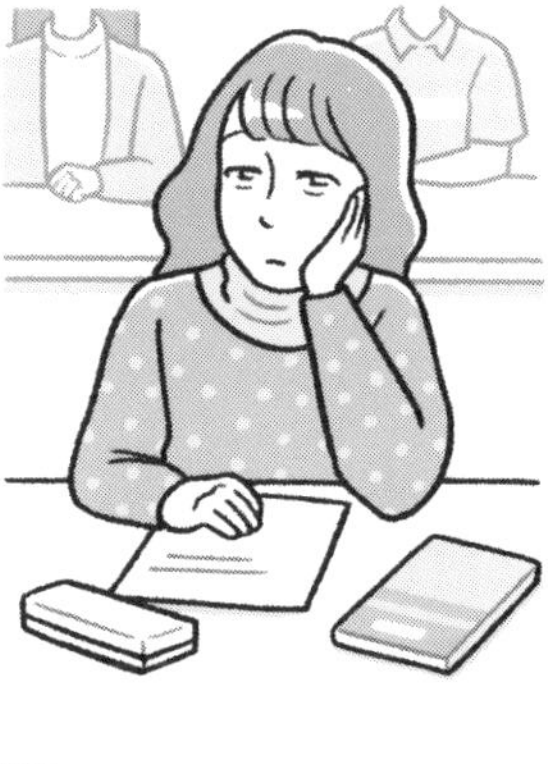

朝ごはんを食べない 小・中学生

集中できず
成績に影響する

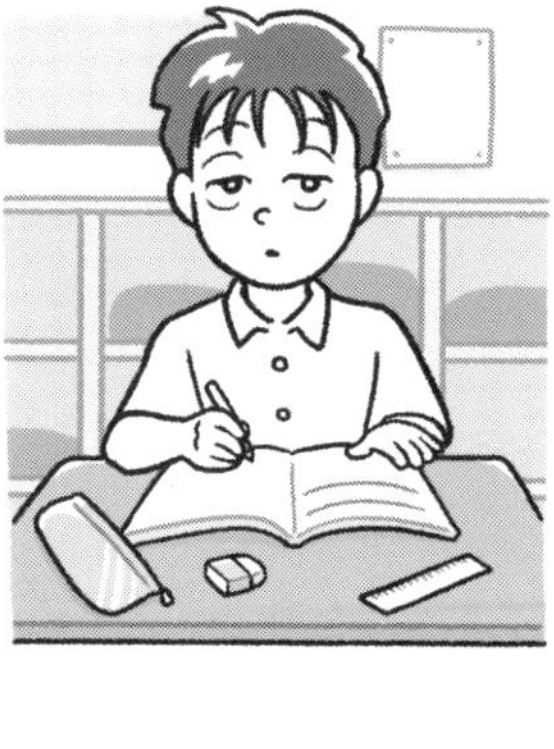

1-4

朝・昼・夕食のエネルギー量の黄金比は？

食事の基本は1日3食

朝食には、体内時計のリズム調節、血糖値のコントロール、睡眠中の脂肪燃焼など、健康によいさまざまな効果があります。

ということは、朝ごはんさえしっかり食べれば、後の食事は抜いたり、適当な内容ですませても大丈夫なのでしょうか。おなかまわりの脂肪を減らすためには、どこかで食事量のコントロールが必要な気がしますが、答えは「ＮＯ」です。

食事の回数でもっとも望ましいのは1日3食、次いで2食。1日1食は、メタボ予防の観点からいってもよくないことが調査でも明らかになっており、当然ながら時間栄養学的にもおすすめできません。もちろん、6食、7食……と、1日の食事回数が多ければよいというわけでもありません。食事回数と体の関係について、簡単に説明しましょう。

まず、1日に1食しかとらない場合です。とりあえず朝ごはんを食べて1日分のエネルギーを補給しても、次の食事は翌日の朝になります。約24時間という絶食時間が、生じるわけです。こうなると体は飢餓の危機を感じ、効率よくエネルギーを取り込もうとしながら、余分なエネルギーは貯蓄に回そうとします。これでは、ダイエットでおなかまわりが細くなるどころか、かえって太くなりかねません。

また、血糖値の変動にも、注意が必要です。絶食している間は血糖値が下がりますが、その後の食事で反動が起き、血糖値が急上昇する恐れがあります。血液中にブドウ糖が増えすぎると肝臓に取り込みきれず、余った分は脂肪として体内に蓄積されます。

もうひとつ恐いのが、血糖値スパイクです。血糖値スパイクとは、急激に上昇した血糖値を下げるために大量にインスリンが分泌され、血糖値が急降下した状態のこと。この状態に対処せずにいると、糖尿病をはじめとした糖代謝異常、動脈硬化などの血管障害といった不調につながりやすくなるのです。

逆に、食事の回数が1回であるために1日のエネルギーが十分に補給できないこともあるでしょう。この場合は、体力不足のみならず気力も不足するなど、体調不良につながりやすくなります。

では、1日2食で1日分のエネルギーを補給するというパターンは、どうなのでしょうか。朝ごはんを食べずに昼と夜を食べるというパターンは、「絶食後は、朝の時間帯にごはんを食べるのがよい」という、これまでの話からはずれるので、とりあえず論外とします。

そうなると、考えられる組み合わせは「朝ごはんと昼ごはん」の2食にするか、「朝ごはんと夜ごはん」の2食にするというパターンです。前者は、昼ごはんの後、翌日の朝まで絶食となりますが、たとえば家族や友人との食事や付き合いを考えると、夜の時間帯に飲食することも多いでしょう。

では、朝ごはんと夜ごはんだったらどうでしょうか。この場合、朝食からの絶食時間は確実に長くなります。そうなると、夕食後に血糖値の急激な上昇が起こりかねません。

1日3食の食事は、1日1食、1日2食と比較すると、血糖値を急上昇させないという観点では、いちばん効果的です。朝食をとると、昼食後や夕食後の血糖値上昇を防ぐことが知られていますし、1日3食なら、必要以上の絶食時間がありません。それだけ血糖値が安定するということです。これは、血糖値が気になる人にとっては、願ってもないことでしょう。

ただし、夕食の食べすぎは、エネルギー過多となるため、気をつけなければなりません。

では、1日分のエネルギーを3食で補う場合、どのような比率にするのがよいのでしょうか。

理想は朝：昼：夜＝3：3.5：3.5

はじめに、朝食と夕食の摂取エネルギーを変えた3食をとった肥満者の研究を紹介しましょう。
朝食・昼食・夕食の摂取エネルギーを７００ｋｃａｌ・５００ｋｃａｌ・２００ｋｃａｌに設定したグループと、２００ｋｃａｌ・５００ｋｃａｌ・７００ｋｃａｌに設定したグループで調査をおこないました。結果、朝食のエネルギーを高くしたグループのほうが、体重も腹囲も減少するという結果を得たのです。

これとは別に、20代～50代の男女それぞれ１５０人、合計１２００人に、１日の食事の割合を尋ねたＷＥＢ調査研究があります。１日の食事を10とした場合の割合ですが、平均して2：3.5：4.5という結果になりました。

厚生労働省が発行した『国民健康・栄養調査報告』の令和元年版でも、朝食・昼食・夕食の割合はエネルギー比率で、24％・32％・44％となっています。先ほど紹介したＷＥＢ調査研究と、同じ傾向がみてとれると考えてよいでしょう。肥満者は朝食の割合が低く、夕食の割合が高いことも、調査は明らかにしました。

また、肥満の疫学調査では、エネルギー量の多い夕食が肥満のリスクにつながることもわかっています。夕食のウェートが大きい食べ方は、太りやすい食べ方ということです。

こういった状況をふまえると、時間栄養学の観点からは、もう少し夕食の割合を減らし、3食の割合を均等にするのが望ましいといえるでしょう。

たとえば夕食の4.5のうち「1」を朝食に回して、朝食：昼食：夕食の割合を3：3.5：3.5にすれば、ほぼ均等な割合になります。

朝食の割合が低い人の中には、トーストや菓子パンのみ、あるいはジュースのみで朝食をすませる人が多いことも、栄養に偏りがあり問題です。しかし、夕食からタンパク質のおかず一品分を朝食に回せば、3食の割合は変化しますし、栄養バランスもよくなります。

高齢になればなるほど筋肉量は減り、基礎代謝が低下していきます。運動量も減る傾向にあるので、昔と同じ食べ方をしていると肥満のリスクが高まります。肥満→運動不足のサイクルに入ると、一気に健康を損なう可能性もあります。

食習慣を急に変えることは大変です。大きく割合や比率を変えることは難しいかもしれませんが、この程度であれば、実現可能なのではないでしょうか。

コラム 時間薬理学　症状別の薬の飲み方②

・花粉症などのアレルギー

花粉症やアトピー性皮膚炎、喘息や食物アレルギーなど、比較的身近なアレルギー反応は、どのように起こるのでしょう。

花粉といったアレルゲンが体内に入ると、IgEという抗体が大量に作り出され、再びアレルゲンが入ることでIgE抗体が反応し、マスト細胞（アレルギー反応に関与する細胞）などからヒスタミンといった化学伝達物質が放出され、症状が出ます。

IgE刺激に対するマスト細胞からのヒスタミンなどの分泌は、日中よりも夜のほうが強いことが知られています。スギ花粉症などでみられるモーニングアタック（朝起きがけの激しいくしゃみ・鼻水）が起こる理由のひとつです。

スギ花粉症の人におこなった調査では、同じ条件で７時と19時に血液を採取したときに、７時のほうが、好塩基球（アレルギー反応を引き起こすもの）が活性化していることがわかりました。やはり、朝にアレルギー反応のピークが来るということです。

そのため、時間薬理学的な考え方から、花粉症の薬は、夕食時や就寝前に摂取するタイプが多いのです。

・消化性潰瘍

胃酸により粘膜が傷つくことで起こる消化性潰瘍では、胃酸分泌の体内リズムを考える必要があります。胃酸は、昼は少なく、夜に多いことが知られています。そのため、胃酸分泌を抑制するH2拮抗薬は、１日に１回服用する場合、夜間に〝効かせる〟ために、就寝前の処方がすすめられています。

1-5 血糖値を食べる時間でコントロール

血糖値に関わる指標「ＧＩ」

年をとると、すい臓のインスリン分泌量が減ります。また、運動量の低下により筋肉も減り、筋肉のブドウ糖消費量も減ります。結果として、血糖値が上がります。血糖値が高いと糖尿病や心筋梗塞など、病気のリスクが高まることはご存知のことと思います。

血糖値を気にする人であれば「ＧＩ」という言葉を聞いたことがあるかもしれません。「低ＧＩ」「高ＧＩ」という言い方もしますが、ＧＩとは「グリセミック・インデックス」を略した言葉で、食事をした後の血糖値の上昇を示す指標として用いられるものです。

どういうことかというと、食品は、それぞれに含まれる栄養素が異なります。糖質量に関しても、多い食品もあれば少ない食品もあることは、ご存じの方も多いでしょう。さらに糖質に限っていえば、小腸で消化され、血液中に吸収されていくスピードにも、早いものと遅いものがあるのです。ＧＩが示すのは、そのスピードです。

ＧＩは、もっとも吸収されるスピードが速い「ブドウ糖」の値をＧＩ値１００とし、その値を基準として算出します。つまり、100に近ければ近いほど、血糖値の上昇速度が速いということです。

具体的には、GI値が70以上であれば高GI、56～69であれば中GI、55以下が低GIと定められ、それぞれのグループに食品を分類することができます。

この考え方を、時間栄養学に応用してみましょう。

朝食は血糖値が上がりやすい食品を

朝食には、1日の始まりに栄養補給をするほか、体内時計をリセットして前に動かすという大切な役割があります。その役割を果たすために意識したいのが、食べる時間と食べるものです。食べる時間に関しては、一般的に「朝」といわれる午前9時ごろまでにはすませることがポイントとなります。それより遅くなるにつれ、体内時計を前へ動かす効果が薄れていくからです。

では、食べるものは、どのように意識すればよいのでしょうか。量のバランスや栄養素の組み合わせが大切であることはもちろんですが、血糖値という観点でいうと朝は「血糖値を上げやすい食べ物をとる」ことがポイントです。

一般的には、血糖値を上げるような食事は、肥満やメタボ予防の観点から「よくない」とされています。そのため、このようにお話しすると、驚く人もいるかもしれません。

もちろん、健康維持のためには、糖質のとりすぎ、血糖値の上がりすぎや急上昇には、気をつける必要があります。そのことを前提として、「朝食」に関しては、血糖値を上げやすいものをとることを推奨するということです。

理由は、体内時計を動かしたいから。すい臓から分泌されるインスリンの量が増えると、肝臓にある副時計が動き出します。インスリンを分泌するためには、食事で血糖を増やすことが必要です。昼食や夕食に比べ、朝食のほうがインスリンの効果が高くなる点も見逃せません。

では、高ＧＩに含まれる食品には、どのようなものがあるのでしょうか。主なものをご紹介します。

まず、主食となる白米、パン、うどんです。ここで押さえておきたいのは「ごはん」ではなく「白米」であることです。

白米は、玄米からぬかや胚芽を取り除いたものですが、白米は高ＧＩ食品であるのに対し、玄米は低ＧＩ食品に分類されます。

パンやうどんも同様です。精製された小麦粉を原料としたものは高ＧＩ食品に分類されますが、全粒粉パンなど、精製していない小麦粉から作られていれば、低ＧＩ食品という分類になります。もち、ニンジン、トウモロコシ、ジャガイモ、ジャム、せんべい、あんこ、クッキー、チョコレートなどは高ＧＩ食品です。朝食のメニューを考えるときの参考にしてみてください。

夕食は血糖値が上がりにくい食品を

量的にもボリュームが増えがちな夕食は、朝食とは逆に血糖値が上がりにくい食品を意識してとることを心がけるとよいでしょう。夕食の高血糖は、肥満やメタボの引き金になります。ですので朝食に白米、夕食に玄米という組み合わせは、よいかもしれません。

低ＧＩのグループに含まれる主な食品は、主食では玄米、全粒粉パンやライ麦パン、そばなどです。そのほか、葉物野菜全般、きのこ類、海藻類、ヨーグルト、牛乳などが挙げられます。

参考までに、中ＧＩに分類されるのは、パスタ、サツマイモ、バナナ、パイナップル、魚類や肉類などです。

1-6 トマトはいつ食べるべきか

健康野菜の代表には3つのおすすめ成分がある

「健康野菜といったら、何を思い浮かべますか？」と問われたとき、トマトと答える人は多いのではないでしょうか。確かに、真っ赤に熟した色は、健康によさそうです。このトマトから、時間栄養学について考えてみましょう。

実際にトマトは、高血圧や動脈硬化などに効果のあることがわかっていますが、ここでは、トマトに含まれるカリウムとリコピンとＧＡＢＡにスポットを当ててみましょう。

まずカリウムです。カリウムは、野菜全般に多く含まれている成分で、トマトにも豊富に含まれています。そのカリウムのはたらきは、体内の余分な塩分、つまりナトリウムを排出することです。

ナトリウムが血液中に増えると、血管内に水分が引き寄せられるため、血圧が高くなります。高齢になると高血圧の治療をする人も増えますが、そこに対処できるのが、カリウムなのです。

二つめのリコピンは、赤い色素成分です。スイカやニンジンにも含まれていますが、トマトにも多く含まれ、トマトの代名詞のようにもなっています。

リコピンの特性として知られているのが、高い抗酸化作用です。体をさびつかせたり、老化に関与する活性酸素の除去、血管をしなやかに保つといったはたらきがあります。血管がしなやかであれば、動脈硬化をはじめとした血管系の病気になるリスクを低減できます。

三つめは神経伝達物質の「ＧＡＢＡ」です。ＧＡＢＡは交感神経のはたらきをおだやかにしたりする、抗ストレス作用があるといわれています。

カリウムもリコピンも摂取するなら朝や昼

さて、これらの成分を時間栄養学的な観点でみた場合、どのタイミングで摂取するのが効果的なのでしょうか。

カリウムの場合は、朝食や昼食でとると、血圧を下げる効果と関連することがわかっています。夕食と比較して、特に昼食はどんぶりやめん類など単品になり、おかず（副菜）をとらない傾向があり、野菜（カリウム）不足になりやすいのです。

次にリコピンは、どうなのでしょうか。ヒトやラットを対象にした実験によると、１日の活動期の早い時間帯、ヒトでいえば「朝」が、いちばん吸収率が高くなるという結果になったのです。

ただし、リコピンの抗酸化作用が食べる時間帯によってどのように変化するかについては、まだ調査されていません。この点が明らかになれば、さらに効率的な食べ方が提言される可能性があります。朝にリコピンをとっておくと、呼吸が盛んで紫外線が強く活性酸素が増加する時間帯に、抑制的なはたらきをしてくれるかもしれません。

とはいえ、朝に食べて効果がないというわけではありませんから、抗酸化を期待する人は、朝食や昼食にミニトマトやトマトジュースなどを添えてみてはいかがでしょうか。

最後にＧＡＢＡですが、高血圧の人は一般的に夕方に血圧が高くなります。また、ストレスがあると入眠困難になることもあります。ＧＡＢＡには血圧を下げる効果や、睡眠の質を改善する効果もあるので、夕食時にトマトをとることで改善する可能性があります。

参考までに、トマトは加熱したり、油と一緒にとったりすると、リコピンの吸収率が高まることがわかっています。

トマトには、グルタミン酸といううま味成分が含まれているので、みそ汁やスープに入れて温かくして飲むと、リコピンの吸収効果も上がるうえにおいしさも増し、一石二鳥です。

油の摂取については、卵や肉と炒めることもひとつの方法ですが、スープやみそ汁、トマトジュースにオリーブオイル、アマニ油やえごま油を少量たらしてもよいでしょう。アマニ油とえごま油は生のまま摂取する油で、体によいオメガ3脂肪酸が豊富に含まれています。

　それぞれの場面、いろいろな形で、朝・昼・夜にトマトを取り入れてみてはいかがでしょうか。

トマトのさまざまな栄養成分

時間によって有効なもの

朝 リコピン
血管系の病気になる
リスクを軽減

昼 カリウム
塩分を排出し、
血圧を下げる

夕 GABA
血圧を下げる
睡眠の質を改善

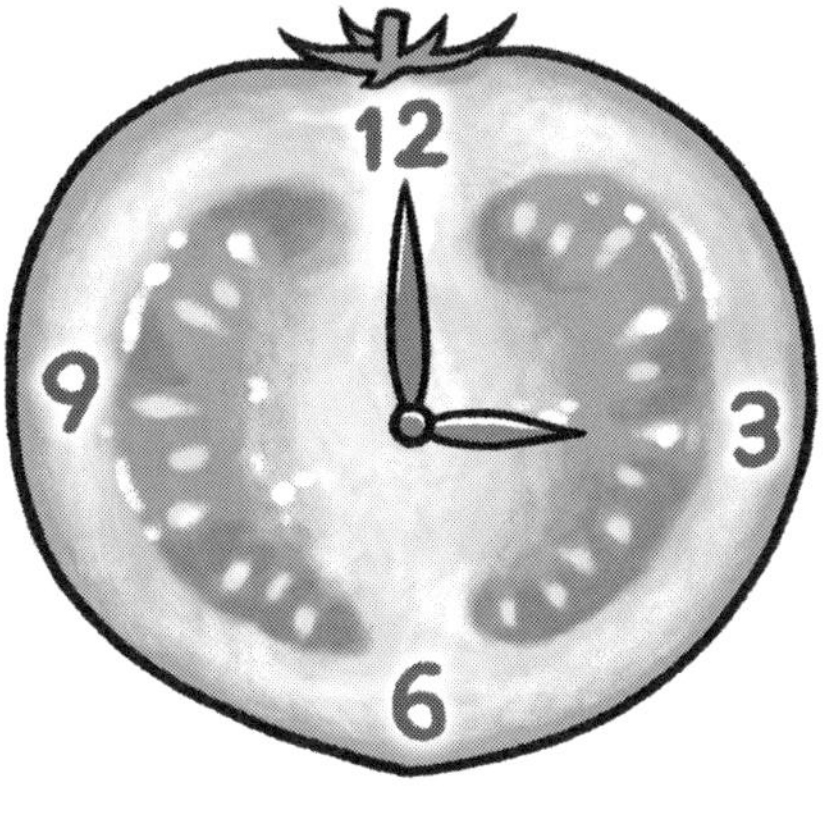

1-7

睡眠も食事が左右している？

夜眠くなるメカニズム

人間は夜行性ではないから「夜になれば自然に眠くなるもの」と、思ってはいないでしょうか。ましてや「朝食をとるかとらないかが、夜の眠りを左右する」といわれたら、「さすがにそれはないでしょ？」と言いたくなるかもしれません。

しかし、実は朝食は、夜の睡眠にも影響を及ぼすのです。そこで、なぜ夜になると眠くなるのかについて説明しながら、朝食との関係を考えてみましょう。

私たちの睡眠には「メラトニン」というホルモンが関与しています。メラトニンは、体内時計を調整するホルモンとしても知られていますが、特徴は、光の明暗が分泌に影響することです。

具体的には、暗い夜になって分泌量が増えると眠気を誘発して睡眠へと導き、逆に明るい日中は分泌量が減って、体を覚醒させます。

このことは、血液中のメラトニン濃度からも明らかにされており、朝から夕方にかけては低い状態のメラトニン濃度が、夜になると10倍以上にまで高くなるのです。

つまり、人には、夜になると自然に眠くなるメカニズムが備わっているということです。

ところが、メラトニンの生産量は、常に一定というわけではありません。生産量のピークが15歳ごろで、年齢を重ねるにつれ減っていきます。50～60歳ごろになるとピーク時の半分程度になってしまうのですから、驚きです。

しかし、メラトニンの生産量の低下には、朝食をとる生活で対処できます。メラトニン生産の少なくなった高齢者こそ、睡眠の質を上げるためにも朝食に注目すべきなのです。

メラトニンの材料を朝食でとる

メラトニンの生産に関係するのが、セロトニンと呼ばれる神経伝達物質です。セロトニンの合成には、トリプトファンという必須アミノ酸が関係しています。

必須アミノ酸とは、体内では合成できず、食品から摂取しなければならないアミノ酸のこと。タンパク質は、多数のアミノ酸がつながって構成される栄養素ですから、その観点でも、必須アミノ酸の摂取は、私たちにとって必要不可欠です。中でもトリプトファンは、メラトニンの生成に関係するセロトニンの合成に関わっているわけですから、睡眠にとって重要な栄養素といえます。

「夜、眠れないときにはホットミルクを飲むとよい」という説を耳にしたことは、あるでしょうか。牛乳にはトリプトファンが含まれるため、セロトニンからメラトニンが合成されることを期待してのことかもしれませんが、合成に必要な時間を考えると、睡眠前に飲み、すぐに効果が出るかどうかには疑問が残ります。

ただ、朝食でトリプトファンを多く含む食品をとり、明るい光の中で日中を過ごすと、夜のメラトニンの分泌が増えたという報告があることは事実です。そうであるなら、朝食は夜の睡眠にも影響するということになるでしょう。

眠りが浅い、夜よく眠れないという人は、朝ごはんのメニューにトリプトファンを多く含む食品を取り入れると、睡眠の質が上がるかもしれません。

トリプトファンを多く含む食品としては、バナナ、卵、納豆や豆腐などのダイズ製品、牛乳、ヨーグルト、チーズなどの乳製品が挙げられます。これらはどれも、朝食には取り入れやすい食材です。

メラトニンの量は時間によって変わる

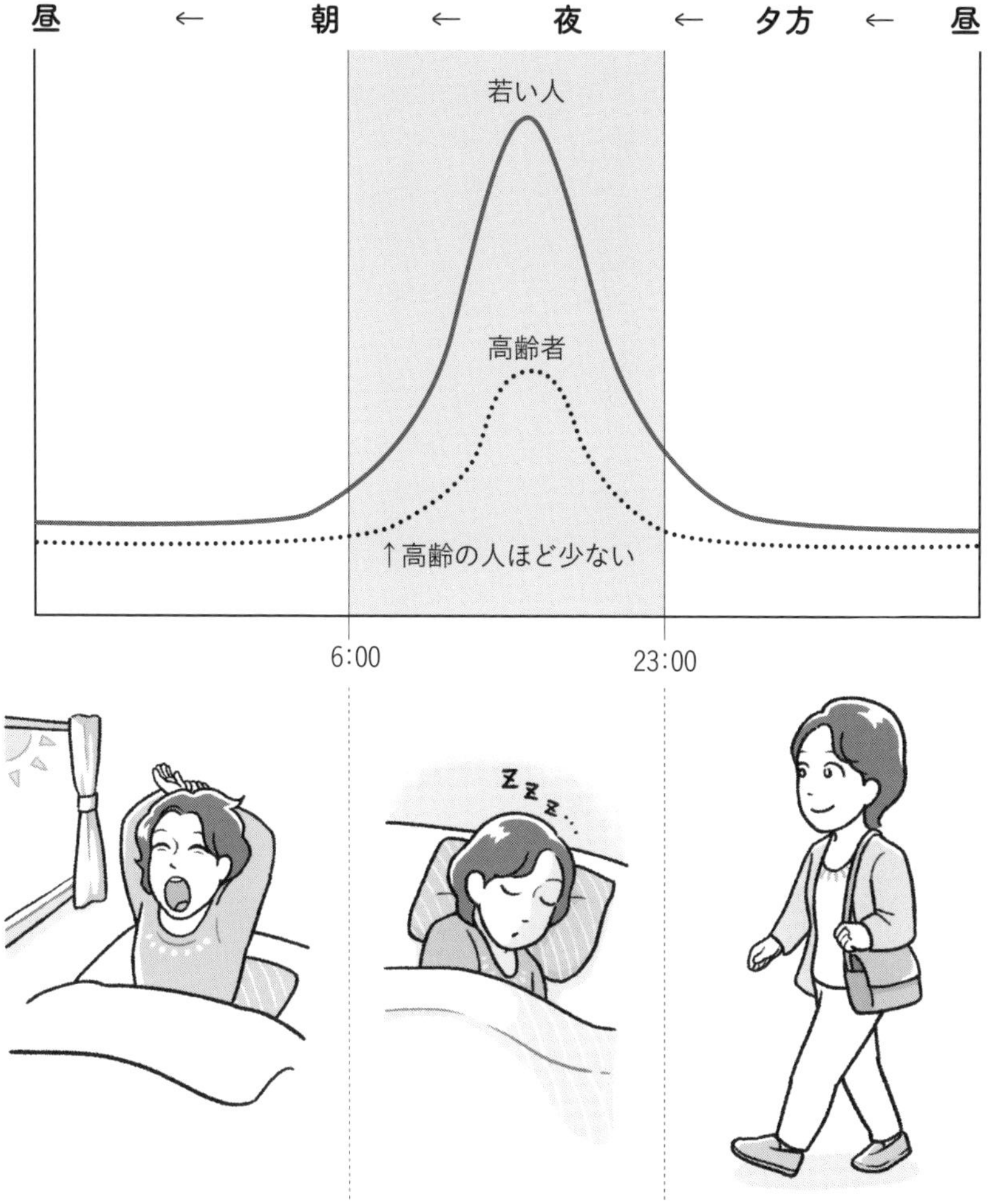

**メラトニン生成に関わる
トリプトファンを多く含む食材**

納豆、豆腐　……ダイズ製品
牛乳、ヨーグルト、チーズ……乳製品
その他、卵、バナナなど

1-8 牛乳はいつ飲むべきか

牛乳の栄養成分はすごい

朝食で牛乳を飲むことの大切さについては、前項でもお話ししたとおりです。特に朝早くに目覚めがちな高齢者にとっては、睡眠時間を調整し、フレイルの予防にもつながるというメリットがあります。

フレイルとは、年齢とともに筋力や心身の活力が低下し、病気でもないのに虚弱な状態になること。程度によっては、介護の必要に迫られることもあるといわれています。できるならそのような状態は避け、自分の力で健康に生きていきたいというのは、誰もが思うことでしょう。そのためにも必要不可欠なのがタンパク質で、なおかつ朝食で欠かさずにとりたい栄養素でもあります。

タンパク質を含む食品は、肉、魚、ダイズ製品など多数ありますが、ここでは、改めて牛乳にスポットを当ててみましょう。

牛乳には、タンパク質・炭水化物・脂質の三大栄養素のほか、カルシウム、ビタミンB群、ミネラルがバランスよく含まれ、朝食でとりたい栄養成分が網羅されています。牛乳が「準完全食品」と呼ばれる所以です。

そのため年齢を問わずに積極的にとりたい食品といわれていますが、牛乳を飲むタイミングはいつがよいのか、時間栄養学の側面からみてみましょう。

質のよい睡眠のためには朝の牛乳が◎

前項でお伝えしたように、夜、暗くなったときに眠りに誘う物質として分泌されるのが、メラトニンです。メラトニンの産生にはセロトニンが必要であり、セロトニンの合成に関与するのが、必須アミノ酸のひとつであるトリプトファンです。牛乳には、このトリプトファンが豊富に含まれています。

ただ、トリプトファンがセロトニンを合成し、セロトニンからメラトニンに変化するまでには、ある程度の時間が必要です。夜、飲んですぐにメラトニンが生成されれば夜の牛乳もありですが、そのような報告は今のところみられません。一方、朝食でトリプトファンを摂取した場合、夜になるとメラトニンの分泌が増えたという報告があるのです。

そう考えると、牛乳を朝食でとることは、よい睡眠に効果があるといってよいでしょう。

そのうえ、朝食でとりたい栄養素であるタンパク質、炭水化物、脂質も含まれているのですから、理想的ともいえます。

牛乳が苦手な場合は、牛乳が原料であるヨーグルトやチーズでもかまいません。ぜひ、検討してみてください。

骨を強くしたいのであれば夕方の牛乳も◎

朝の牛乳は、よい眠りをもたらしてくれます。しかし、骨を丈夫にするカルシウムを摂取するために牛乳を飲んでいるという方もいるのではないでしょうか。骨粗鬆症は、高齢者にとっては気をつけるべき症状のひとつですが、では、骨を強化したい場合も、朝に飲むことがベストなのでしょうか。

実は、カルシウムを摂取して骨を強化したいのであれば、飲む時間帯は夕方をおすすめします。というのは、夕方のほうが、睡眠中の骨の造成に作用したり、カルシウムの吸収率も高くなるからです。

マウスの実験では、カルシウムの吸収に関しては夕方のほうが、効果があることがわかっています。さらに、水溶性食物繊維を一緒にとると、カルシウムの吸収がよくなることも報告されています。カルシウムの吸収をサポートするビタミンDが強化された乳飲料も出ているので、夕方に飲むのであれば、そういったタイプもおすすめです。

ただし、気をつけたいのが脂質です。乳脂肪分の多い牛乳は、濃厚な味わいとコクがありますが、ただでさえ夕食は脂質が多くなる傾向にあります。

朝に飲むのなら脂質が多くても気になりませんが、夜、骨粗鬆症対策として牛乳を飲むのであれば、脂肪分の少ない低脂肪乳などを選ぶとよいでしょう。

また最近では、カルシウムが睡眠の質を向上させるという研究も出てきています。朝の牛乳は睡眠によいと言いましたが、夕方の牛乳にもよい効果があるのかもしれません。今後の研究に期待です。

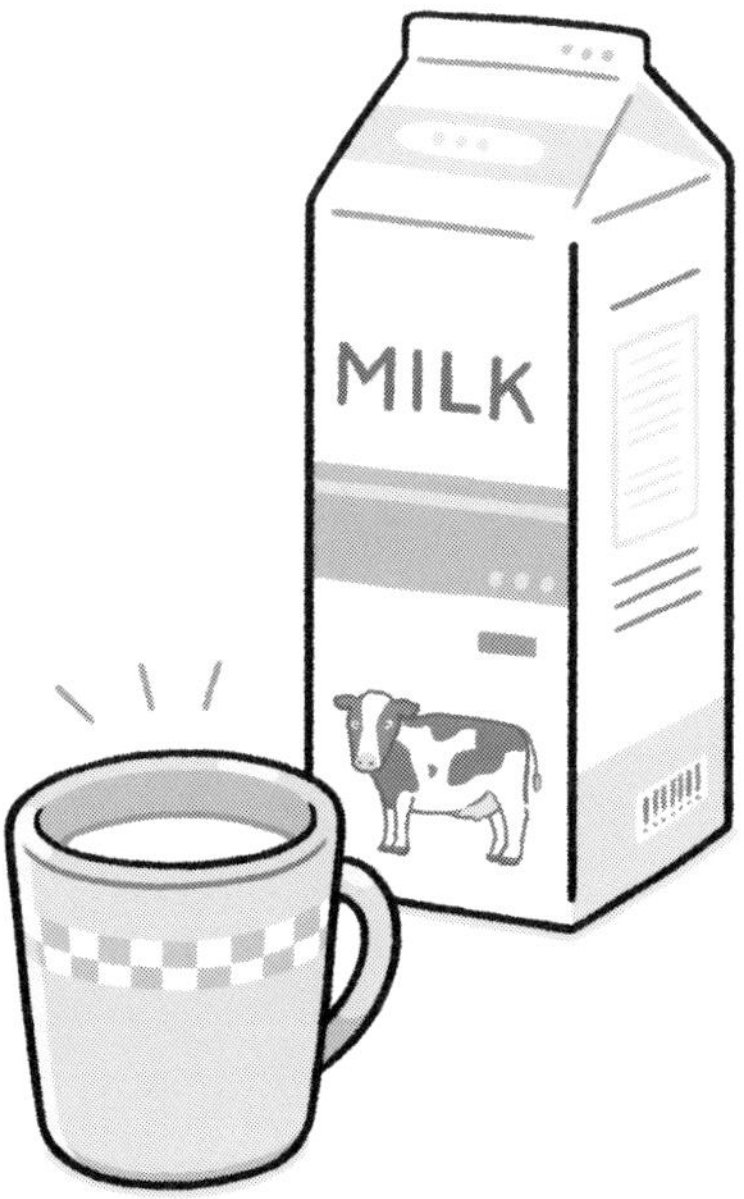

第2章
朝食が健康を左右する

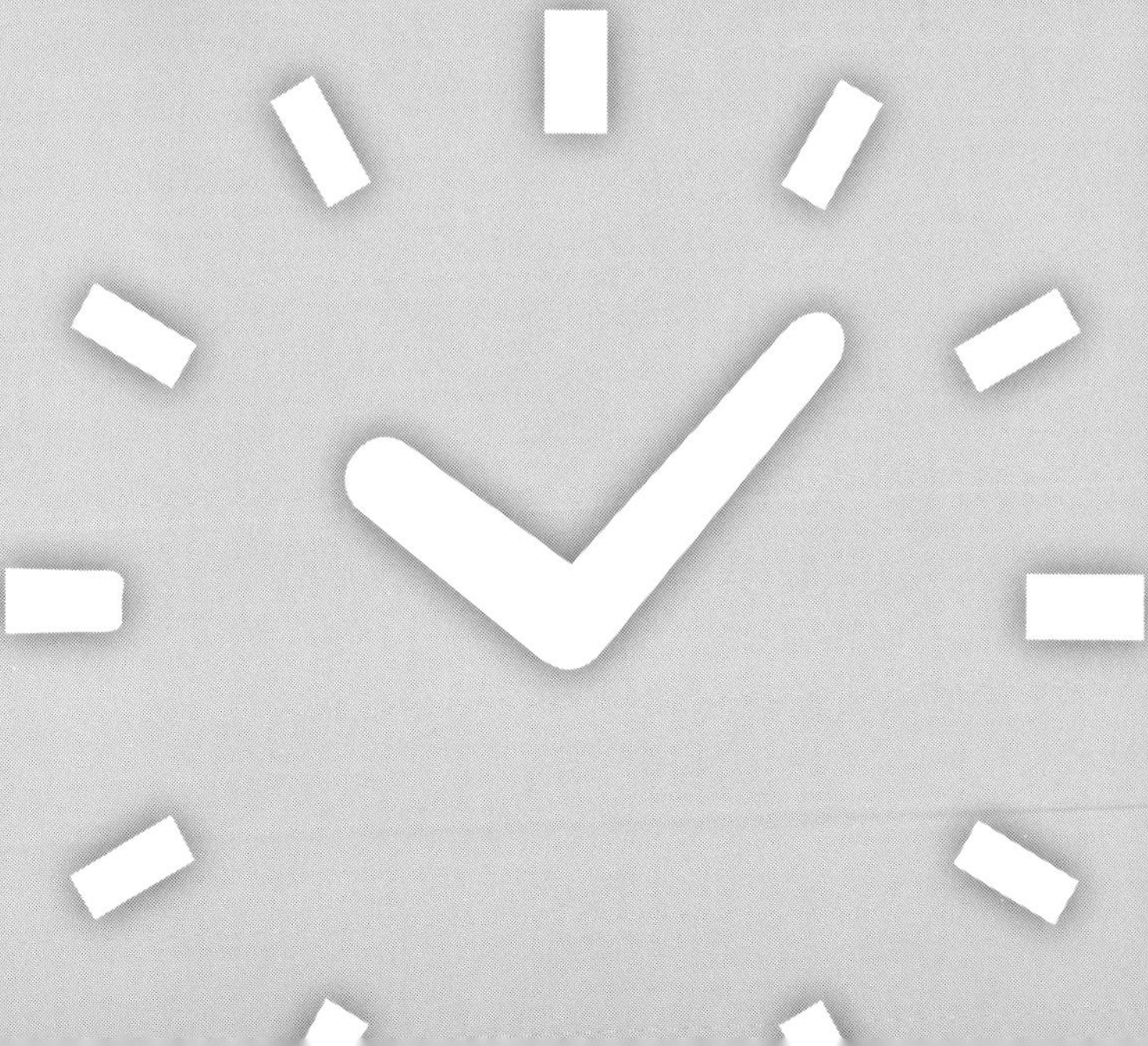

2-1

朝ごはんから一日が始まる

起床後1時間以内に朝食を

まえがきで、朝食を「ブレイクファスト」という由来を説明しました。そのままの意味で解釈するなら、断食後の食事のタイミングは「朝」とは限らなくても、よいように思えます。たとえば休日は少し朝寝坊をして、朝・昼兼用のブランチ、もしくは昼食が絶食後の食事になるという人も多いのではないでしょうか。「ブレイクファスト」の理屈でいけば、絶食時間さえとれれば、食事の時間はいつでもよいということになってしまいます。

しかし、そうではありません。同じ絶食後の食事でも、食べる時間によって、体への影響はかなりの違いが出てくるのです。

たとえば、まったく同じ食事を朝・昼・夜でとった場合、血糖値はどうなるでしょうか。夜がいちばん高く、昼、朝の順で低くなるという結果が報告されています。絶食時間を同じ10時間として、同じ食事を朝と夜にとった調査でも、食後の血糖値は夜のほうが高くなりました。言うまでもなく、血糖値が高いことには、さまざまな健康リスクがあります。

体のリズムにも目を向けてみましょう。1日の活動をスタートする朝は、食事で栄養をとり、エネルギーに変えなければなりません。一方、休息に入る夜は活動エネルギーが必要ありませんから、食事でとった栄養を脂肪として蓄えようとします。食事内容は同じなのに、朝ならエネルギーとして使われ、夜は脂肪として蓄積されるというのは、体にとっては大きな違いです。

このことからも、絶食時間をとることは、体内時計のリズムを整えるうえで大切なことですが、さらに、その後の食事をとるタイミングも考えなければいけないことがわかります。体内時計をしっかりはたらかせ、健康を維持するためにも、絶食後には「朝ごはん」を食べることを心がけましょう。起床後、1時間以内の食事がベストです。

朝食がもたらす健康効果

ダイエットのために「朝ごはんは抜いている」という話もよく耳にします。しかし、体内時計のリズムを整えることはもちろん、太りにくい体にしたいのであれば、朝食をとるに限るのです。朝食には、いくつもの健康によい効果が報告されています。項目に分けて、簡単に解説しましょう。

◎体内時計

まず、朝の光だけではリセットしきれない、全身の体内時計をリセットし、体を動かす準備をします。

◎エネルギー代謝

熱産生の高さも、朝食のメリットとして挙げられます。「熱産生」というのは聞きなれない言葉かもしれませんが、食事をとったときにエネルギーが燃焼して体温が上がる仕組みを「食事誘発性熱産生」といいます。

人間の消費エネルギーは、だいたい運動による消費が30％、呼吸など生命維持に関する基礎代謝が60％で、残る10％が「食事誘発性熱産生」です。この熱産生は、同じ食事内容で比較した場合、夕食よりも朝食のほうが高いことが明らかになっています。つまり、朝食をとったほうが体温は上がり、エネルギー消費量が多くなるということです。

◎肝臓の活性化

朝ごはんを食べると、肝臓のはたらきも活発化します。特に、朝食前に長い絶食時間があるほどより活発にはたらきますが、これは朝食だけのこと。同じ条件で昼食や夕食をとっても、このような肝臓のはたらきはみられません。

◎血糖値を制御

前章で同じ食事内容で3食の血糖値を比較した場合、朝食がいちばん低くなるとお話ししました。しかし、それだけではありません。朝食後はインスリンが効くため、血糖値が高くなりにくいだけでなく、もとに戻りやすいのです。

しかし、夕食の後は、インスリンの効きが悪くなります。上がった血糖値がなかなか戻らず、結果的に脂肪として蓄積されることに……。体重増、肥満につながるということです。

◎睡眠中の脂肪燃焼

睡眠中のエネルギー源は、体内に蓄えられた脂肪です。その際、脂肪を酸化して分解（燃焼）する「脂肪酸化」と呼ばれる現象が起きますが、朝食は、その脂肪酸化を起きやすくするはたらきがあります。

朝食をとらずに夕食や夜食をとると、その食事でとった糖質がまずエネルギーとして使われるため、体内の脂肪はあまり分解されないのです。このことは、調査の結果、明らかになっています。

◎次の食事への影響

食事でとった食物繊維は、食後の血糖値上昇を抑制する作用がありますが、時間栄養学的に血糖値を下げる効果が高いのは、実は朝食で食物繊維をとったときなのです。しかも、この効果は、その次の食事、つまり昼食や夕食にも及びます。昼食や夕食で食物繊維をとらなくても、朝食でとった食物繊維で次の食事の高血糖を抑制する効果が続くのです。

◎血圧を下げる

通常、血圧は夜になると下がり、朝になると上がります。活動に備えるためですが、朝食をとるか否かで、血圧に大きな差が生じるのです。

実は、朝食をとると血圧は下がるのですが、とらないと、空腹のストレスもあり、血圧は上昇傾向になります。つまり、朝食をとらない習慣のある人は、朝、血圧が高くなりやすいということです。

高血圧が原因となる脳卒中や心臓病と朝食欠食の関係を調査した結果もあります。45歳〜74歳の男女、約8万人を13年にわたって追跡したところ、朝食を日常的にとる人に比べ、とる頻度が少ない人は、脳卒中で18％、脳出血だけに限ると36％も発症しやすいことがわかったのです。

このように朝食には、昼食や夕食にはないさまざまな効果があります。肥満や病気予防につながることは、高齢者にとってはうれしいポイントではないでしょうか。

コラム 時間栄養学　間食のススメ

肥満につながるものといえば、おやつ。つまり間食についても気になることでしょう。間食について説明します。

ここで、ひとつの調査を紹介します。昼食と遅めの夕食の間に間食をとるとどうなるか、間食の効果を確かめようという調査です。

さまざまな手法で実験を行ってデータを収集したところ、午後４時ごろの間食により、夕食後の血糖値の上昇が抑えられることがわかりました。特に、夕食の後、高血糖になりやすい人ほど効果が大きいという結果が得られたのです。さらに、食物繊維の入ったものを選ぶことがおすすめです。夕食後の高血糖を抑制する効果が強いことが知られています。

間食をとれば、空腹のイライラを避けることができます。夕食後の血糖値にもよい効果があるのですから、１日の食事のスケジュールに、間食も積極的に組み込んではどうでしょうか。

【食物繊維の多い間食の例】

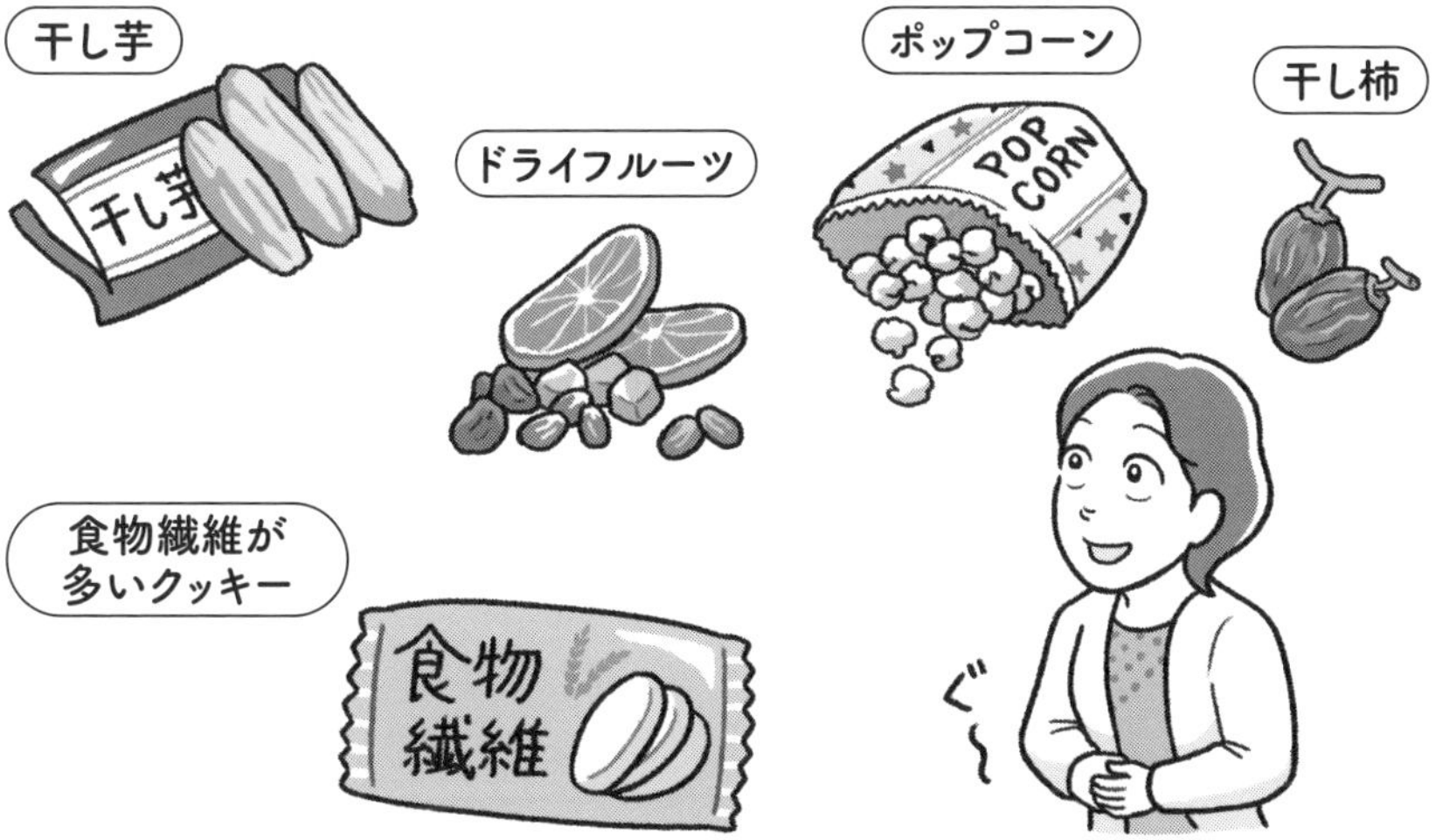

2-2

食物繊維は朝がいい

食物繊維はダイエットに効果がある

血糖値を適切にコントロールすることは、糖尿病の予防や治療のみならず、健康に生活するためにも大切なことです。とはいえ、自分の意思でコントロールできるわけではありません。基本的には、食べるタイミング、食事内容でコントロールすることになります。

血糖値のコントロールに効果のある栄養素のひとつが、食物繊維です。食物繊維は、ダイエットや腸の健康維持にも効果があります。ここで注目したいのが、マウスの実験から、食物繊維のはたらきには朝と夕で違いがあるという結果が得られたことです。どのような違いがあったのか、簡単に説明しましょう。

食物繊維には水に溶ける水溶性と、水に溶けない不溶性があります。このうち、血糖値の上昇を緩やかにしたり、腸内の善玉菌を活性化させたりするのは、水溶性食物繊維です。水溶性食物繊維には、余分なコレステロールを包み込んで排出し、血中のコレステロール値を下げるはたらきがあること、ナトリウム排出による高血圧予防にも効果のあることがわかっています。腸の善玉菌のエサになることも、ポイントといえるでしょう。
一方の不溶性食物繊維は、主に便を増やします。さらに、体にとって有害な物質を吸着し、便とともに体外に排出するという役割を担っているのです。善玉菌のエサになるものもあります。

このことをふまえ、まずは水溶性食物繊維のダイエット効果についてみてみましょう。水溶性食物繊維である「イヌリン」とマウスでおこなった実験を紹介します。

実験では、1～5％のイヌリンを含む高脂肪食をマウスに与えました。その際、朝食で与えるグループと、夕食で与えるグループに分け、2週間後に腸の内容物を調べたのです。

そうしたところ、朝食で与えられたグループは、夕食で与えられたグループに比べると「短鎖脂肪酸」の産生量が多いという結果が得られました。

短鎖脂肪酸とは、食物繊維、中でも水溶性食物繊維が腸で分解されるときに生み出される成分です。この成分には、腸のエネルギーとして活用される、腸内フローラ（腸内細菌叢）を整備する、脂肪細胞に脂肪の蓄積を抑制させる、エネルギー消費を増やす、免疫系を活性化させる、などのはたらきがあります。いずれもダイエットや健康増進が期待できるということで、そのためには、夕食よりも朝食で食物繊維をとることが望ましいといって差し支えないでしょう。

食物繊維が血糖値をコントロールする

高齢者を対象に同じような実験をしているので、その結果もみてみましょう。

実験内容は、2つのグループに分かれた高齢者に、最初の1週間はいつもどおりに過ごしてもらいながら、毎日、血糖値を測定するというもの。

その後の1週間は、菊芋パウダー（乾燥重量で50〜60%のイヌリンが含まれる）を朝食で摂取するグループと、夕食で摂取するグループに分かれ、やはり毎日、連続的に血糖値を測定しました。

さて、実験でどのような結果が得られたのでしょうか。

菊芋パウダーを摂取する食事では、朝食グループ、夕食グループ、どちらにも血糖値を下げる作用がみられました。ただし、減少幅には差が出たのです。朝食で菊芋パウダーを摂取したグループのほうが、血糖値が大きく減少しました。

さらに、朝食で菊芋パウダーを摂取したグループでは、その後の昼食、夕食にも血糖値抑制の効果がみられたのです。この点、夕食で菊芋パウダーを摂取したグループでは、翌日の朝食にわずかな抑制がみられたものの、昼食では、ほぼ変化はありませんでした。

この実験から導き出されるのは、朝食でとった食物繊維が、血糖値の抑制や減少に効果を発揮するというだけでなく、その後の食事でも血糖値を上がりにくくすること、といってよいでしょう。

もうひとつお伝えしたいのが、朝食グループのほうが、腸内細菌の健康状態もよかったこと。これは、便秘の予防や解消につながるといえるでしょう。

このようにみてくると、食物繊維を摂取するなら、朝がゴールデンタイムであるといって差し支えありません。

ただし、日本人の食物繊維摂取量は、1日平均15g前後です。1日の摂取目標量が、男性で21g以上、女性で18g以上なので、意識して増やす必要があります。

もちろん、食事はバランスも大切です。昼食や夕食での食物繊維摂取も心がけてください。特にボリュームが多くなりがちな夕食で食物繊維をとることは、血糖値を抑制するという観点でも重要です。

ただし、ゴールデンタイムである朝食で摂取しない手はありません。昼食や夕食よりも多めにとり、食物繊維の効果を上げていきましょう。

2-3 腸内環境から健康になる

水溶性食物繊維に注目

近年、腸の健康に注目が集まり、書籍も出回っています。多種多様な細菌が生息し、腸内フローラ（医学的には腸内細菌叢《そう》）を形成している腸ですが、体内時計は、菌の構成要素にも関与しているのです。もちろん体内時計だけではなく、さまざまな食材も腸内細菌に影響を及ぼします。その代表的な成分が、食物繊維です。

食物繊維には「水溶性食物繊維」と「不溶性食物繊維」があり、それぞれの役割があること、朝ごはんで摂取する食物繊維には、1日にわたって継続する健康効果があることを前項でお話ししました。そこでここでは、別の角度から食物繊維の健康効果について掘り下げてみましょう。

水溶性食物繊維は、機能性表示食品「プレバイオティクス」のひとつということでも注目されています。プレバイオティクスの条件として腸内細菌学会が掲げているのは、次の4点です。

①消化管の上部で分解、吸収されないこと
②ビフィズス菌など、大腸に共生する有益な細菌にとっての選択的な栄養分となり、それらの増殖の促進、代謝の活性化にはたらくこと
③腸内細菌叢（腸内フローラ）を健康な状態に改変して維持すること
④宿主（人間）の体を健康に導くこと

この条件を満たすものとしてよく知られている食品成分に、難消化性デキストリン、フルクタン、イヌリンなどがあります。難消化性デキストリンは、糖や脂肪の吸収を抑えるはたらきのあることでも知られていますが、食材そのものにはあまり含まれていません。イヌリンは、ゴボウや菊芋に多く含まれているため、食事を通してとることができる成分です。

イヌリンには血糖値を下げるはたらきがありますが、朝食で菊芋を摂取すると、翌朝の便通がよくなることが調査により確認されています。一般的には、前の晩に食物繊維をとると翌朝のお通じがスムーズになるため、菊芋の実験もその仮説にのっとっておこなわれました。しかし、予想に反して、夕食でとるよりも朝食でとったほうが効果的であるという結果になったことは、前項で説明した通りです。

その理由はまだはっきりとはわかっていませんが、腸の体内時計のはたらきにより、腸内細菌が活発にはたらき、朝に彼らのエサである食物繊維を与えられたことがよかったのではないかと考えられます。

食物繊維のとり方

食材からとりやすく、水溶性食物繊維としても代表的なイヌリンについてお話ししましたが、食物繊維を摂取するにあたっては、水溶性と不溶性、どちらも必要です。体にとってのバランスは、水溶性：不溶性＝1：2が理想といわれています。

水溶性食物繊維を多く含む食品として挙げられるのは、菊芋のほか、海藻類、サトイモ、ヤマイモ、大麦やオーツ麦などです。一方の不溶性食物繊維は、穀物、野菜、豆類、きのこ類のほか、エビやカニの殻に多く含まれています。

ゴボウ、オクラ、キウイ、サツマイモなどは、両方の食物繊維がバランスよく含まれている食材です。

あまり厳密に考えると面倒になってしまうので、食物繊維をとるのであれば、特定の食材に偏らないことを心がけるとよいでしょう。

【食物繊維で腸を元気に】

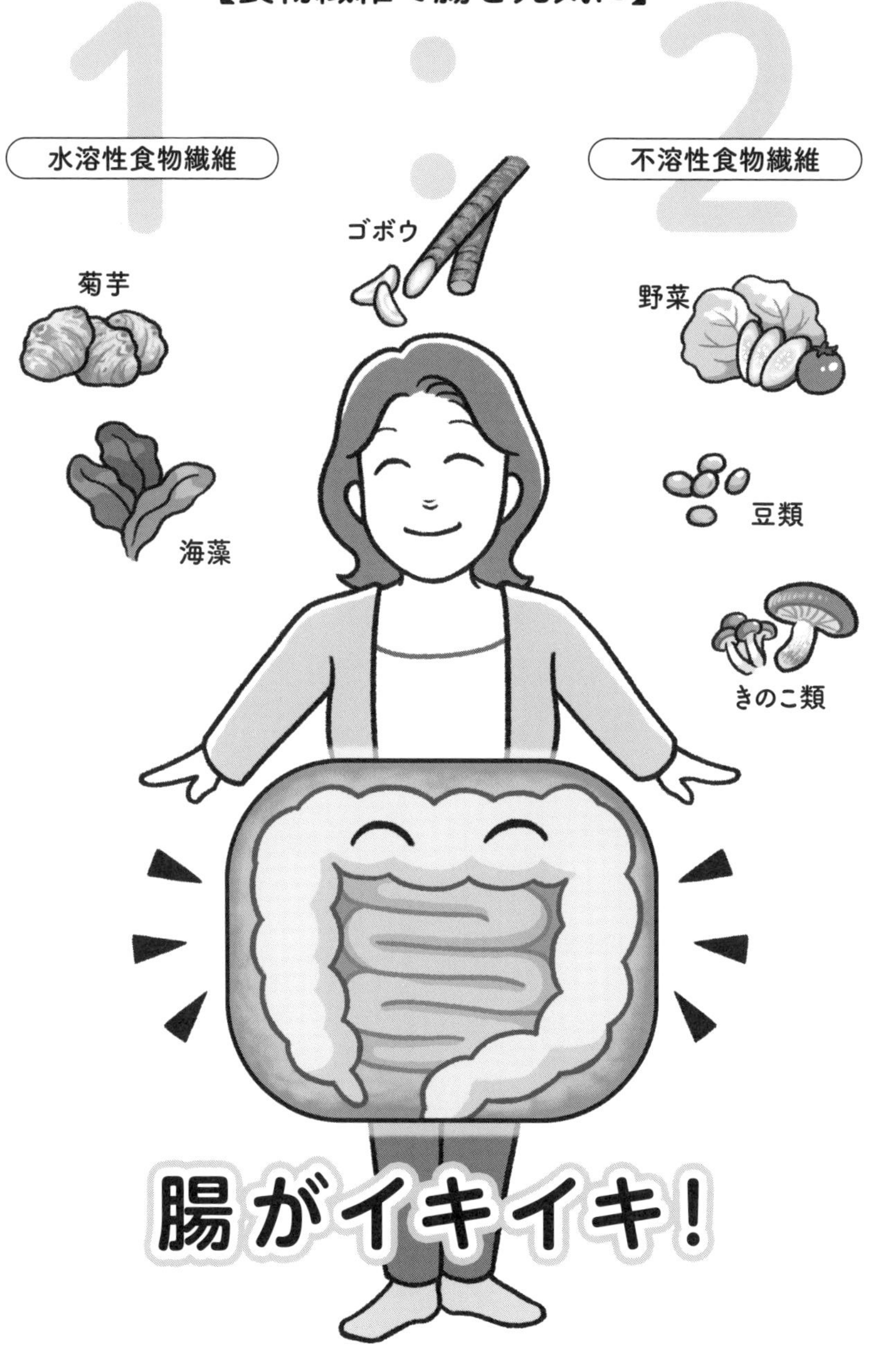

2-4 朝型生活が肥満を防ぐ

朝型生活は太古からのリズム

人間だけでなく、生物の体には、太古から体内時計が動いています。環境に適応して生き抜くために必要なものだったのでしょう。

これまでにもお話ししましたが、体内時計はひとつではありません。主時計のほか、体内の部位ごとに存在するいくつもの副時計が、調和しながら動いています。

基本的には、その体内時計にそった生活をすることが、健康の秘訣といえるかもしれません。人間でいうなら、朝陽とともに目覚めて活動を開始し、夜には活動を終えて眠るという生活です。

ただ、現代の社会生活では、難しい面もあります。また、私たちの体内時計は1日24時間のリズムとは微妙にずれているため、「光」と「食事」でリセットしなければなりません。それが、「日光」と「朝ごはん」です。

朝ごはんから1日をスタートする朝型生活には、体内時計のリセットをはじめとしたさまざまな効果があります。その点も繰り返し述べてきたので、ここでは、なぜ夜型生活が肥満になりやすいのかという観点から、「肥満予防・防止には朝型生活」という説について考えてみましょう。

夜型生活が肥満につながるワケ

活動する時間帯が後ろ倒しになる夜型生活では、食事をとる時間帯も必然的に変わります。通常の朝の時間帯にとりたい朝食は、欠食となるケースが多いでしょう。必然的に、夕食の時間も後ろにずれていきます。量のバランスや栄養バランスを考えた1日3食は大事ですが、それは本来の体内時計で生活した場合のこと。遅い時間帯の食事は、エネルギーが消費される前に入眠することになります。夕食から就寝までの3時間が守れなくなり、肥満につながります。

食欲も体内時計にコントロールされていますが、夜遅い食事が日常的になると、食欲が猛烈に高まるという特徴があるのです。なかなか「おなかが満たされた」という満足感が得られず、食べすぎてしまいます。

その理由は、夜遅い時間になると、満腹中枢を刺激して食欲にストップをかける「レプチン」のはたらきが悪くなるからです。特に揚げ物やフライドポテトなどの高脂肪食の場合、食べ始めると止まらなくなる傾向の強まることが、マウスの実験で明らかになっています。

もうひとつの大きな理由は、夜になると脂肪をため込もうとする、体内時計を司る時計遺伝子の一つ「Ｂｍａｌ１《ビーマルワン》」のはたらきが活発になることです。Ｂｍａｌ１《ビーマルワン》は、午後10時ごろから深夜2時ごろにかけて、分泌量が最大になります。夜の食事では、インスリンが分泌されにくくなるため、血糖値が高くなってしまうことも太る原因といえるでしょう。

人間が備えている体内時計のリズムにそうのであれば、夜は休憩モードに入る時間帯です。過剰なエネルギーを摂取する必要はありません。

なお、年をとると筋肉量が減ってくる傾向にあります。若い頃と同じ体重をキープしている人も、筋肉量が減り脂肪が増えている「隠れ肥満」の可能性があります。

肥満が気になっている、肥満を予防したいというのであれば、生活を朝型にすることを意識してみましょう。慣れるまでは「大変」と感じることもあるかもしれませんが、1〜2週間のうちにはペースができてくるはずです。

コラム 時間運動学　時間による脂肪燃焼の差

時間栄養学と同じように、実は運動にも、目的によって適切なタイミングのあることがわかってきました。時間運動学といいます。ここでは、運動する時間帯と脂肪燃焼の関係をご紹介します。

読者の中には、健康診断で体重や腹囲が基準値をオーバーし、減量の指導を受けている人もいるかもしれません。食事に気をつけることももちろん大事ですが、運動で脂肪燃焼することも欠かせないことです。では、脂肪を落とすために効果のある運動時間帯は、いつなのでしょうか。それは、夕方です。

簡単に実験内容をご紹介しておきましょう。

若い男性をふたつのグループに分け、ひとつのグループには朝、60分間の持久力運動をしてもらいました。もうひとつのグループは、同じ運動を夕方に実施するという設定です。また、どちらのグループも、運動の３時間前に同じ食事をとってもらうこととしました。

この条件で、運動前、運動直後、運動２時間後の血中ホルモン量を調べたところ、脂肪の分解を促すホルモンが増えていたのは、夕方に運動をしたグループだったのです。そのほか、運動２時間後、脂肪が分解された遊離脂肪酸の量が多かったのも、それに伴った中性脂肪が少なかったのも、夕方に運動をしたグループとなりました。

夕方のほうが交感神経のはたらきが朝よりも高く、体温も高くなっています。そのため、脂肪を分解するリパーゼがよくはたらいているのではないかと推測されますが、いずれにしても、脂肪燃焼を狙うなら、夕方の運動がおすすめということがいえるでしょう。

ただし、夜遅い時間の運動は、体内時計を遅らせることになります。あくまでも、夕方の時間帯に運動をすることがポイントです。

2-5 朝カレーは合理的

カレーは老若男女を問わず人気メニュー

カレーは、子どもにも大人にも人気のメニューです。考えてみると「カレーが好きではない」という人には、会ったことがない気がします。街中ではカレー専門店も多くみかけますし、忙しくて夕飯を作る時間がないときや大人数の食事を用意しなければならないときも、ほかにおかずを用意しなくてすむカレーは、強い味方です。

ずいぶん前の話になりますが、国民的な人気を誇る野球選手が「いつも朝食にはカレーを食べている」と話して話題になり、「朝カレー」という言葉が広まりました。実際は、３６５日毎朝カレーを食べていたというわけではなかったそうですが、インタビュー記事によると、朝カレーを食べて試合に臨む日が多かったことは、間違いないようです。

ここで、ちょっと考えてみましょう。時間栄養学的な観点から、朝食を食べることの重要性はお話ししましたが、では、そのメニューとしてカレーはありなのでしょうか。

結論を言ってしまうと、朝食に朝カレーは「あり」です。それどころか、朝食として優秀な食事ともいえます。その理由を説明しましょう。

朝カレーが朝食におすすめの理由

通常、カレーは具材を煮込んだカレーシチューと主食という組み合わせで食べます。主食で多いのはごはんですが、パンということもあるでしょうし、外食であればナン（インドの平焼きパン）という選択肢もありそうですが、ここでは、ごはんにカレーをかけて、朝食として食べることを想定したうえで、ごはんとカレーを別にして考えていきます。

まずは、ごはんです。ごはんは、炭水化物を多く含むエネルギー源で、デンプン質（糖質）と食物繊維に分けることができます。食物繊維についてはすでにお話ししたので、ここでは、デンプン質に注目して話を進めていきましょう。

食事でとったデンプン質は、消化作用によりブドウ糖（グルコース）に分解され、血液中に運ばれます。

血液中のブドウ糖をエネルギーとして利用するために、すい臓から分泌されるのが、インスリンです。絶食状態にあった体にインスリンが分泌されると、体内時計は朝であることを認識します。つまり、デンプン質には体内時計をリセットするはたらきがあるということです。

次に、カレーに目を移してみましょう。

カレーといえば、香辛料が必要不可欠です。香辛料と体内時計の関連性については、まだ明らかになっていないこともあるのですが、辛み成分であるカプサイシンは、体内時計の時計遺伝子発現に関与することが、わかっています。

さらに、朝、香辛料をとる効果として見逃せないのが、交感神経のはたらきを活発にすることです。

交感神経は「自律神経」のひとつで、もうひとつは副交感神経と呼ばれています。このふたつの神経は、自律神経としてお互いのバランスを保ちながら、内臓のはたらきや、呼吸、体温や血圧の調節、排泄などの生命活動をコントロールし、維持するはたらきをしています。

交感神経と副交感神経のバランスについて簡単に説明すると、日中の活動時や緊張状態になったときに優位になるのが交感神経で、夜、くつろいでリラックスしているときに優位になるのが副交感神経です。ただし、私たちの意思で動かすことはできません。

ここで、もう一度、カレーに含まれる香辛料に目を向けてみましょう。

辛いものを口にすると汗をかくことからもわかるように、香辛料は交感神経を活発にします。交感神経が活発になるということは、眠っていた体も目覚め、活動モードに入っていくということです。そういう点では、カレーは朝ごはんにぴったりといえます。

香辛料で、もうひとつ着目したいのが「朝ごはんから一日が始まる」（48ページ）でお話しした「食事誘発性熱産生」です。食事誘発性熱産生は、体を温める仕組みのことですが、そこでも触れたように、夕食と朝食で同じ内容の食事をとった場合、朝食のほうが体温の上昇率が高くなります。活動モードに入りやすく、なおかつ体温を上げるためにカロリーが消費されれば、肥満予防にも期待できるということです。

つまり朝カレーは、体内時計の面からも、日中をエネルギッシュに過ごすという面からも、合理的な食事といえるのではないでしょうか。

ちなみに食事誘発性熱産生の量は、タンパク質をとったときがもっとも多く、次いで炭水化物をとったときが多いことが研究により明らかになっています。

その点をふまえると、肉や豆など、タンパク質を含む食材がカレーに入っていると、なおよいでしょう。野菜もあれば、それだけで栄養バランスも整います。

夕飯をカレーにするとき、翌朝の分まで多めに作っておけば、朝食の準備も手間いらず。しっかり温め直したカレーは、朝ごはんにおすすめです。

2-6

魚を食べるなら朝がいい

朝食で食べるものを考える

これまでお伝えしてきたように、体内時計を朝型にリセットする役割を果たすのが、朝食です。もちろん「これを食べなければならない」という食材が決まっているわけではありませんが、できるなら体内時計を効果的に動かし、体を活動モードに持っていけるメニューのほうがよいでしょう。

その意味で、まずとりたいのが炭水化物（デンプン質＋食物繊維）です。

体内時計という観点で考えるなら、穀類、中でも体内時計をしっかり動かしてくれるのが、米＝ごはんがおすすめです。小麦を使ったパンでもよいですが、ごはんには食物繊維も含まれていますし、体温を高める効果もあります。

これで主食は決まりましたが、体内時計を効果的に動かすためには、タンパク質も重要です。そしてもうひとつ、炭水化物・タンパク質とともに「三大栄養素」といわれる脂質が欠かせません。

タンパク質の食材として考えられるのは、肉、魚のほか、必須アミノ酸のトリプトファンが摂取できるという観点で考えると、ダイズ製品や乳製品、卵も候補となります。

脂質は植物油やバターのほか、肉、魚、ダイズ製品でもとることができますが、気をつけたいのは、摂取しすぎると太る原因になることです。脂質にもさまざまなタイプがあるので、できれば不健康にならないものを選ぶのがよいでしょう。

そう考えたときに最適な食材が、実は魚なのです。

魚のおかずは最強の朝食

脂質を摂取できる食材は、オリーブ油、ごま油、紅花油、大豆油、ココナッツオイル、魚油など、多々あります。しかし、どれだけ体内時計を動かすはたらきがあるかという点を研究したところ、魚油がもっとも優れていることがわかりました。大豆油と魚油だけを比較した実験でも、魚油のほうが体内時計を動かす効果がはるかに高いという結果を得ています。

では、大豆油と魚油では、何が違うのでしょうか。それは、インスリンの分泌量です。

マウスを使った実験では、魚油のインスリン分泌量は、大豆油の2～3倍という結果になりました。インスリンの分泌は肥満対策につながるだけでなく、体内時計のリセットにも欠かせない要素であることは、お伝えしたとおりです。

魚は、脂質だけでなく、タンパク質も同時にとることができます。朝の食材としては、理想的といえるでしょう。

しかし、ひと口に魚といっても、これまた種類豊富です。そこで、魚によって、体内時計を動かす効果に違いがあるかどうかを確かめる実験をしました。調査した魚は、サンマ、イワシ、マグロ（ツナ）、ニシンです。

そうしたところ、体内時計を動かす効果がいちばん高いのは、マグロ（ツナ）であることがわかりました。もちろん、ほかの魚に効果がないというわけではありません。

ここで興味深いのが、魚を食べて魚油をとっただけでは体内時計が動かないことです。ごはん（米）と一緒に食べてはじめて動くことがわかっています。

ごはんを食べて体内時計を動かすためにはタンパク質が必要とお話ししましたが、脂質をとって体内時計を動かすためには、ごはんが必要である——このように考えると、どちらのニーズも満たす「ごはん＋魚」という組み合わせが、朝食としておすすめであることは間違いないといってよいでしょう。昔ながらの和食スタイルです。昔の人には時間栄養学など知られていませんが、健康によいということがわかっていたのでしょう。

ちなみに、魚油は花粉症にも有効であることがわかっています。花粉症はアレルギー症状のひとつですが、マウスを用いた実験で魚油と大豆油を与えて比較したところ、大豆油はアレルギーを引き起こすＩｇＥが増えたのに対し、魚油はほとんど増えませんでした。

また、すでに花粉症を発症している場合でも、改善効果に期待できるという研究結果が出ています。

肥満の予防や改善効果があり、花粉症予防も期待できる、それが、ごはんに魚を組み合わせた朝ごはんです。

魚油として知られているのはＤＨＡ（ドコサヘキサエン酸）やＥＰＡ（エイコサペンタエン酸）ですが、サケやサバ、サンマなど、実験した魚以外の魚にも豊富に含まれています。

また、最近のヒトやラットの研究によれば、魚油は夕食より朝食でとることで、コレステロールや中性脂肪の低下が大きく見られました。この点からも朝食に魚はおすすめです。

なにかと忙しい朝にごはんを用意し、魚も焼くのは手間もかかるでしょう。そのようなときは、ツナやサケを具にしたおにぎりを買って食べてはいかがでしょうか。デンプン質、タンパク質、そして脂質という三大栄養素をすべてとることができ、なおかつ、体内時計のリセット、抗肥満、花粉症にも有効というのは、朝食としては非常に魅力的です。

2-7 コーヒーはやっぱり朝がベスト

コーヒーに含まれるカフェインのはたらき

朝食には、パンにコーヒーが定番という人も多いかもしれません。

コーヒーに含まれるカフェインの効能は、眠気を覚ましたり、集中力を高めたりすることです。またコーヒーの香りにも、リラックス効果や集中力アップ効果のあることが、研究によりわかっています。朝だけでなく、集中力が途切れたとき、緊張しているときに飲みたくなるという声も耳にしますが、時間栄養学の観点でいうと、コーヒーを飲むタイミングは、朝がベストなのです。その理由は、いくつかあります。

ひとつは、朝のコーヒーは、体内時計を朝型にしてくれることです。それだけでも朝に飲む理由になりますが、朝のコーヒーには、抗肥満効果も強く現れます。この効果だけでも「朝はコーヒーを飲もう」と思うのではないでしょうか。

しかし、1日の食事の流れをみてみると、昼食や夕食を外食にしたときには、食後にコーヒーを飲むことも多そうです。セットサービスとしてコーヒーがついているというパターンも、よくあります。

では、朝食でコーヒーを飲むのがベストとして、それ以外でコーヒーを飲むことについては、どうなのでしょうか。

夜のコーヒーは体内時計を夜型に

体が活動している昼間に飲むコーヒーはよいとして、活動を終え休息に入るタイミングである夜に飲むコーヒーはどうなのかをみていくことにしましょう。

ヒトとマウスの実験によると、どちらの場合も、非活動期（ヒトであれば夜）のカフェイン摂取は、体内時計を遅らせ、夜型化させることがわかっています。

ヒトの実験では、夜間に光を浴びると体内時計が遅れることが確認されているのですが、そこにカフェインが加わると、さらなる体内時計の遅れを招いてしまうのです。

夜のくつろぎタイムということで、テレビ、スマートフォン、パソコンをみながらコーヒーを味わうという方も多いかもしれません。しかし、この状況は要注意です。光にカフェインでは、体内時計の遅れが進んでしまいます。カフェインには覚醒作用もありますから、「ベッドに入っても、目が冴えて眠れない」という弊害も起こるでしょう。

「睡眠も食事が左右している？」（38ページ）でも説明しましたが、年をとると眠気を起こさせるメラトニンの量が減ります。高齢者にこそ質のよい睡眠が必要なのです。

つまり、体内時計の観点から、夜のカフェイン摂取は要注意ということです。そうなると、朝か昼に飲もうということになりますが、抗肥満効果を狙うなら、やはり朝がベストでしょう。最近、コーヒーとタンパク質が同時にとれるプロテインコーヒーなどの商品も市場に出ており、朝にもってこいです。

もちろん、効果があるから量を増やせばよいというわけではありません。カフェインの過剰摂取は、めまい、心拍数の増加、興奮、不安、震え、吐き気などの健康被害をもたらすことがあると、厚生労働省のサイトにも記載されています。

カフェインのとりすぎには気をつけながら、朝のコーヒーを味わいましょう。

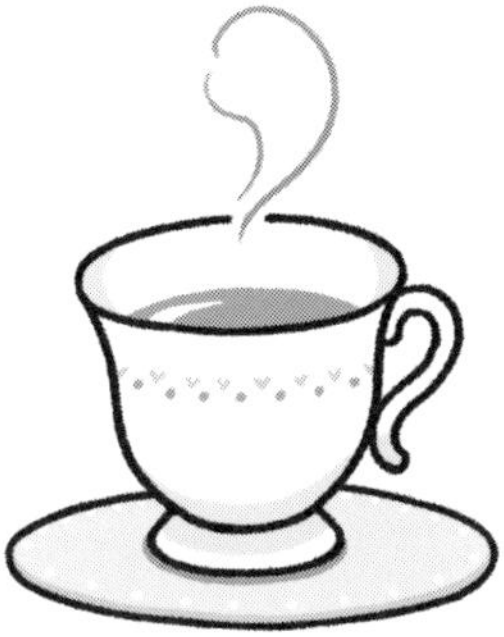

コラム 時間運動学　朝の運動はメンタルに◎

脂肪を燃焼させるなら夕方の時間帯が有効だと65ページでお話ししましたが、目的によっては朝の運動が効果的です。

たとえば、メンタルの不調を整えるなら朝、起床してから１時間以内に有酸素運動をするとよいでしょう。健康な人なら、15分ほどでセロトニンが活性化してきます。

セロトニンには心のバランスを保つはたらきがあり、「幸せホルモン」との異名を持つほどです。メンタルが弱っている人や質のよい睡眠がとれていない人の場合は、少し長めの30分を目安にしてみてください。交感神経の活性化にも、期待できます。

もうひとつ、朝の運動は筋肉を減らさないためにも効果があるのです。筋肉は、日々、分解と合成を繰り返しています。夜間に分解が進み、日中に合成が進むというリズムです。

つまり、筋肉が減るサイクルで朝を迎えるわけですが、このときに軽い筋トレをすることで、分解にストップをかけ、筋肉や筋力が低下するサルコペニア対策ができると考えられます。

ただし、起き抜けにあまり激しい運動をすると、心不全などのリスクが伴うので注意が必要です。目覚めたら水分補給をし、体調をみながら進めていきましょう。

さらに、筋肉を作るもととなるタンパク質を朝食で摂取することもポイントです。

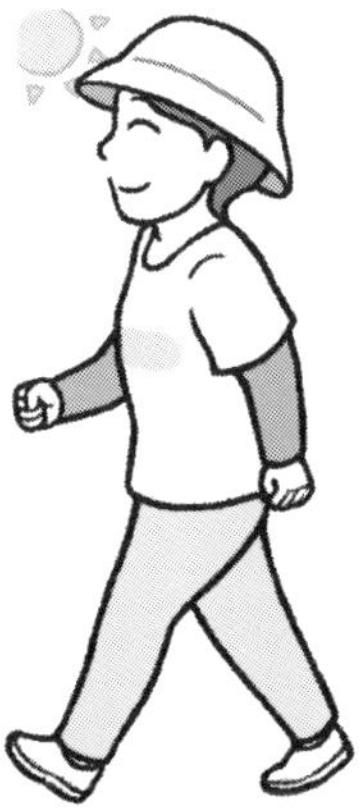
朝の運動が効果的

2-8 朝のフルーツは黄金ってほんとう？

黄金のフルーツ① 柑橘類のノビレチン

ヨーロッパには、「朝のフルーツは金、昼は銀、夜は銅」ということわざがあります。ビタミンや水分を多く含む果物にはヘルシーなイメージもあり、このような言い伝えにもうなずきたくなるところですが、時間栄養学的にはどうなのでしょうか。日本では60代以上がもっとも多く果物を食べていて、20〜40代の二倍ほどになります。高齢者にとってフルーツは身近な食材といえます。

ひと口にフルーツといっても、さまざまな種類がありますが、体内時計への作用で注目したい成分が2つあります。

ひとつは「ノビレチン」、もうひとつは「プロアントシアニジン」です。耳なじみのない成分かもしれませんが、それぞれについて解説しましょう。

まずノビレチンです。ノビレチンは、柑橘類に含まれるポリフェノールの一種です。シークヮーサーやカボスに多く含まれることで知られていますが、ポンカンやみかんなどにも含まれています。スダチにも類似成分が含まれています。

ポリフェノールとは、植物が光合成により生成する物質です。自然界には5000種類以上もあるといわれ、強い抗酸化作用があります。

具体的な効能や機能はポリフェノールの種類によって異なるのですが、体内時計を調整し、抗肥満作用のあることが報告されているのがノビレチンなのです。

具体的に、どのように体内時計にはたらきかけるのかを調べたところ、摂取量が増えるにつれ、体内時計を大きく動かすことがわかりました。光の刺激と同じようなメカニズムで作用するのではないかと、考えられています。

こういった特性をふまえると、ノビレチンを多く含む柑橘類をとるなら「朝が黄金」といっても差し支えなさそうです。

シークヮーサーやカボスなら、朝食におすすめの魚料理に搾ってとるとよいでしょう。魚と組み合わせることで、脳の老化防止効果が倍増することが報告されています。そのままでは酸っぱすぎて食べられない食材ですが、搾れば一石二鳥ということです。

ポンカンやみかんなら、皮を手でむいて手軽に食べることができます。ぜひ、朝ごはんに取り入れたいフルーツといえるでしょう。

少し話はそれますが、同じ柑橘類ということで、グレープフルーツの効果にも触れておきましょう。

近年の研究で、香りに生活リズムを整えるはたらきがあることもわかってきました。その香りのひとつが、グレープフルーツの香りです。

グレープフルーツのリモネンなどの香りには、交感神経を活性化させ、体温や血圧を上げる作用があります。1日のはじめに活動のリズムを整えるフルーツとしては、ぴったりといえるのではないでしょうか。

交感神経を活性化させるグレープフルーツの香りには、脂肪の燃焼効果、食欲抑制効果も期待されています。ダイエットや抗肥満につながるということですが、マウスの実験では、その期待にそった成果が得られているとのこと。ヒトにも効果があることは、十分に考えられます。

黄金のフルーツ②　ベリー類のプロアントシアニジン

もうひとつ、フルーツに含まれている成分で黄金効果を発揮するのが「プロアントシアニジン」です。ブドウ、ブルーベリーやラズベリーなどのベリー類に多く含まれています。

プロアントシアニジンも、ノビレチンと同じポリフェノールの一種です。朝食で摂取した場合、これまたノビレチン同様、光の刺激と似たはたらきをすることがわかっています。

時間栄養学的には、ポリフェノールは肝臓や腸の時計遺伝子発現を調節するはたらきがあることも重要なポイントといえるでしょう。抗酸化作用も高く、心血管系の健康維持にも効果が期待されています。

このようにみてくると、ベリー類も朝におすすめの食材といって差し支えないのではないでしょうか。

主食のごはんやパン、おかずの魚類にもう一品ほしいというときには、柑橘類かベリー類がおすすめです。ちなみに、ポピュラーな野菜はほぼ一年中出回っていますが、フルーツの場合、手ごろな値段で出回るのは旬の時期に限られています。季節によって摂取するフルーツを変えると、朝食の楽しみも増えそうです。

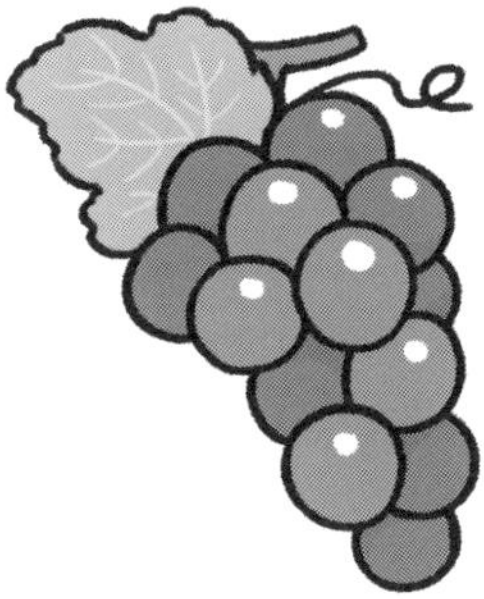

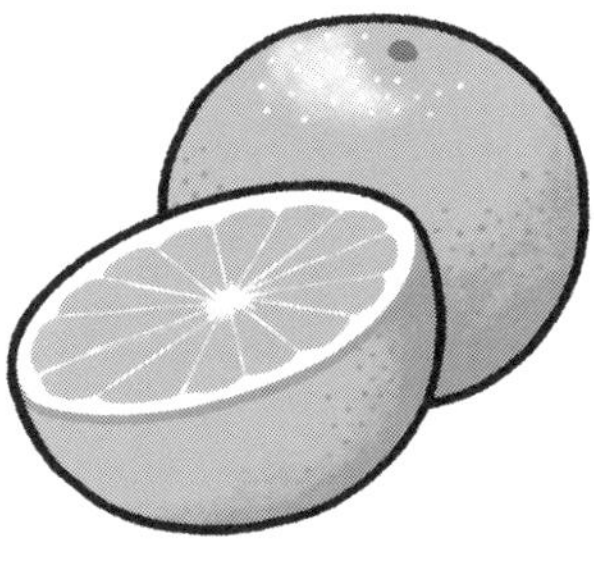

2-9 サルコペニアを防ぐ朝のタンパク質

サルコペニアを予防する意義

サルコペニア、フレイルという言葉が、広く知られるようになってきました。サルコペニアとは、年齢を重ねるにつれ筋肉量や筋力が低下することです。フレイルは、加齢により、病気でもないのに心身虚弱の状態になること。また、フレイルになると認知機能が低下しやすく、認知症の発症リスクも高くなります。進行の具合によっては、介護の必要性も視野に入れなければなりません。

サルコペニアは、フレイルの要因とされています。つまり、フレイルを回避するためにはサルコペニアを予防することが、必要不可欠ということです。

筋肉は日々、分解と合成を繰り返し、分解量が合成量を上回ると、筋肉は減少するという図式が成り立ちます。

常に合成量が分解量を上回っていれば問題はないのですが、運動習慣がない人の場合、20代を筋肉量のピークとして、1年に1%ずつ減っていくといわれているのです。そのまま70

代を迎えた場合、筋肉量はピーク時の半分になるとも計算されています。

何も対策をしないでいたら、サルコペニアからフレイルへの道を歩んでしまうことは、想像に難くありません。高齢者だからこそ、筋肉を増やす生活を意識すべきといえるでしょう。

その方法は、適度に体を動かすことと、筋肉のもととなるタンパク質を摂取することです。いくら体を動かしても、タンパク質が不足していては、筋肉を作ることができません。運動も大切ですが、ここではタンパク質の摂取にスポットを当てて考えることにしましょう。

朝のタンパク質が筋肉を増やし、認知症リスク軽減にも

時間栄養学の面から、筋肉を増やすためのタンパク質をとるのに適したタイミングは、朝食です。このことを裏づける研究や調査も多々報告されており、主に次のような理由によると考えられています。

朝食は、絶食、いわゆるプチ断食をした後の食事です。夜間は、筋肉の分解が進む時間帯でもあります。このタイミングでタンパク質をとらないと絶食時間が長くなりすぎ、エネルギー補給のために、さらなる筋肉の分解が進んでしまうのです。この状況を回避するためには、まず朝のタンパク質補給が必須といえます。

また、プチ断食後に初の食事となる朝ごはんは、とったタンパク質の吸収が盛んで、筋肉へとタンパク質は運ばれます。その後、昼にかけてアミノ酸から筋肉に合成されることがわかっています。

タンパク質を多く含む食品は、肉や魚、卵、ダイズ製品、乳製品などです。若ければ、朝からがっつり肉料理というパターンもありかもしれませんが、高齢者にとってはあまり現実的ではありません。牛乳、ヨーグルトのような乳製品のほか、納豆や豆腐、豆乳などであれば胃にも優しく、朝ごはんでもとりやすいのではないでしょうか。食品業界では、魚肉ソーセージ、カニかまぼこなどで、手軽にタンパク質を摂取しようという動きも出ています。

最近の研究では、穀類以外の肉、魚、乳、ダイズなどのタンパク質を朝食に多くとっている人は、8年間の観察研究で、握力低下の危険率が半減したといいます。また、同様に、朝食で質のよいタンパク質をとった人は、4年間の観察研究で認知症が有意に低下したという報告もあります。

サルコペニア、その先の認知症を伴うフレイルを予防するための合言葉は、「朝はタンパク質」です。

コラム 時間運動学　筋トレは夕方が効果的

　筋肉が夜間に分解され日中に合成されるというのは、体内時計が持っているリズムです。筋肉を増やす運動も、このリズムに合わせると効果の高まることが研究によりわかってきました。

　筋肉は、何も対処をしなければ減る一方です。筋肉の分解を止めることが目的であれば朝の運動も効果的です。一方、より筋肉を増やしたいのであれば、筋肉が合成のサイクルに入っている夕方がもっとも効果的になります。

　ただし、タンパク質も夕方に摂取したほうがよいかといえば、そうではありません。筋肉を増やすためのタンパク質の摂取は、朝のほうが効果があったのです。それは、朝にとったタンパク質が昼に向けて筋肉に利用されるようになるからです。

　したがって、筋力トレーニングをするのは夕方ですが、タンパク質の摂取に関しては朝ごはんがよいことを覚えておきましょう。

　なお、夕方の運動には、血圧を下げる作用があることも報告されています。自身の体調に合わせ、運動の時間帯も考えてみてください。

夕方

筋肉を増やすために
トレーニング

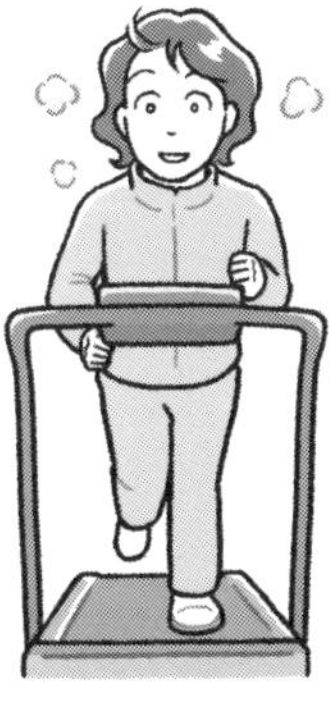

朝

タンパク質を摂取

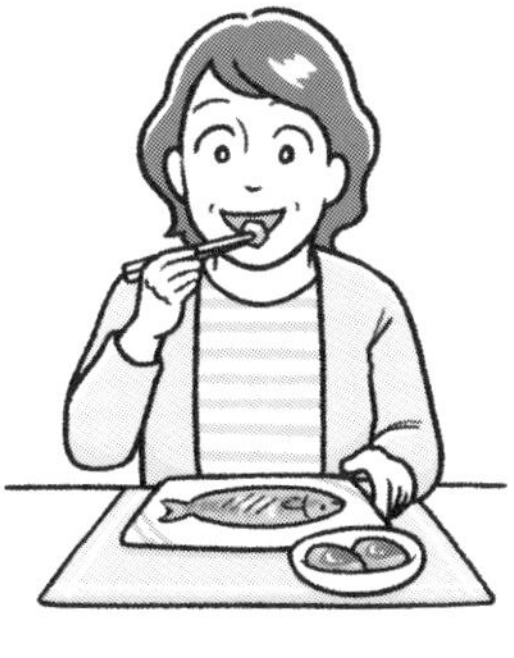

2–10 朝のお米で気持ちが安定

ごはんで1日をスタート

肥満防止、ストレス軽減のためには、どのような朝食をとるのがよいかを調べた韓国の研究があります。対象は、もともと朝ごはんを食べる習慣のなかった12～18歳の子ども１００人で、朝食のパターンを３つに分けました。

ごはん（米）を中心とした朝食をとるグループ、小麦を中心とした朝食をとるグループ、一般的な韓国の朝食をとるグループです。それぞれ12週間、継続した結果、報告されたことをご紹介しましょう。

まずは、肥満の指標となるＢＭＩや体脂肪率が、ごはんを中心としたグループでいちばん低下したことです。

さらに、ごはんのグループには、ストレスの軽減もみられました。リラックスしたときや集中したときに出る脳波・アルファ波が、大きく現れるようになったのです。朝食にごはんを食べる習慣が、精神的な安定をもたらしたのではないかと考えられています。

炭水化物のごはんは、朝食にタンパク質や脂質と組み合わせることで、体内時計をリセットし、1日の活動エネルギーを補給してくれるものです。しかも、食べることが肥満予防だけでなく、気持ちを安定させるはたらきがあるのですから、朝食の主食をごはんにすることには、大きな意義があるといってよいでしょう。

炊飯器のタイマー機能を利用すれば、朝、目覚めたときに炊き立てのごはんを食べることができます。あるいは、1食分ずつ小分けにして冷凍しておくことも便利な方法です。冷凍庫から取り出し、電子レンジで数分加熱するだけで、ホカホカごはんを食べることができます。

また、別の研究でも興味深い結果が出ています。調査研究なので因果関係はわかりませんが、朝食に和食、洋食、シリアル食をとる人たちが、朝型か夜型かを調べました。その結果、子どもから高齢者まで、和食の人がいちばんの朝型（早寝早起き）であることがわかりました。

ちなみに、シリアル食の人に、夜型の傾向がみられました。したがって、夜型の人は、朝に和食をとることを意識してみると朝型に近づけるかもしれません。

朝食が和食の人は、洋食に比較して魚、卵、ダイズなどタンパク質源の種類が多いこともわかっています。

ごはんとパンは何が違う？

では、ごはんとパンはどんな点が違うのでしょうか。

まず、もとの状態を比較してみると、ごはんは米の「粒」ですが、パンは小麦を「粉」にしたものです。また、ごはんは、米の粒に水だけを加えて炊きますが、パンは小麦の粉に塩や油脂、あるいは砂糖などを加えて焼きます。とくにパンは脂質が多くなり、100グラムあたりではパンが4・4グラム、ごはん0・3グラムと大きな差があります。同じ主食ですが、このような点からみると、まったく別物であることがおわかりいただけるのではないでしょうか。

粒を食べるごはんは、よくかまなければなりません。消化にもやや時間がかかるため、腹持ちがよいといわれています。

一方のパンは、もとが粉なので、ごはんほどかむ必要はなく、消化にも時間がかかりません。「血糖値を食べる時間でコントロール」（30ページ）でも説明したＧＩ値では、食パン95、白米88となっていて、血糖値の上昇率にも違いがあります。

時間栄養学に直接的な関係があるというわけでもないのですが、こういった情報も知っておくと、食生活に役立つのではないでしょうか。

おすすめの朝食は？

主食（米、パン）

米やパンなどの糖質が、
体内時計の副時計を動かす。
特に米が心身の健康によい

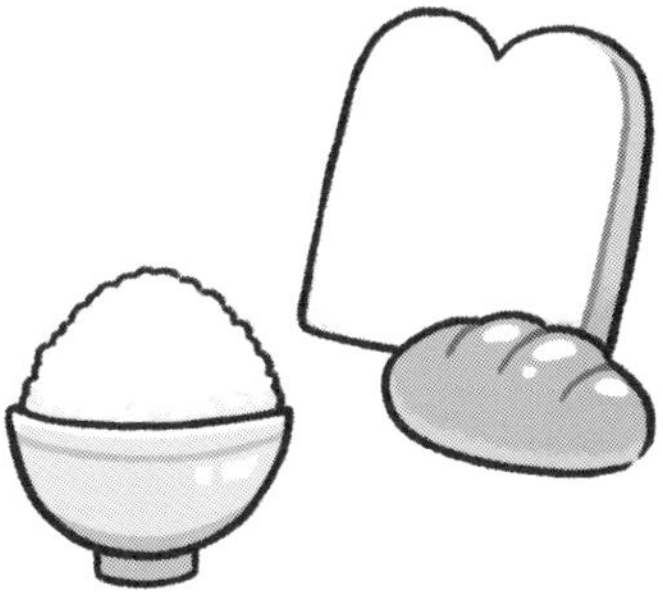

主菜（魚）

タンパク質や脂質（魚油）など
バランスのよい栄養がとれる

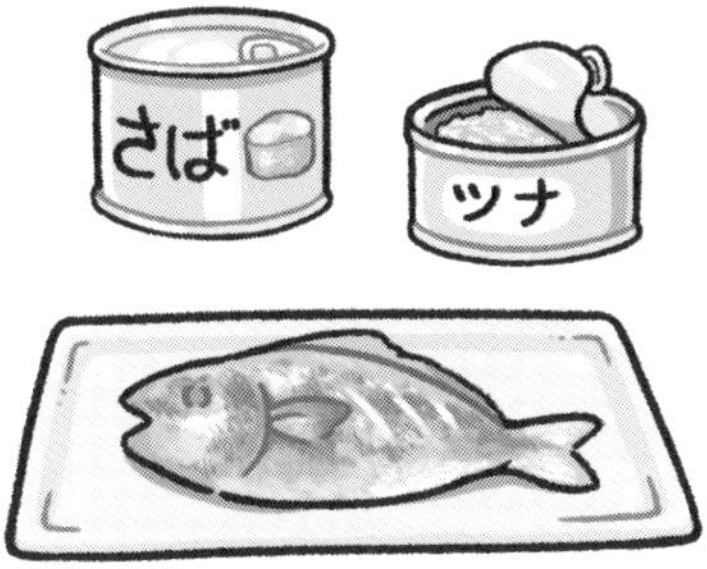

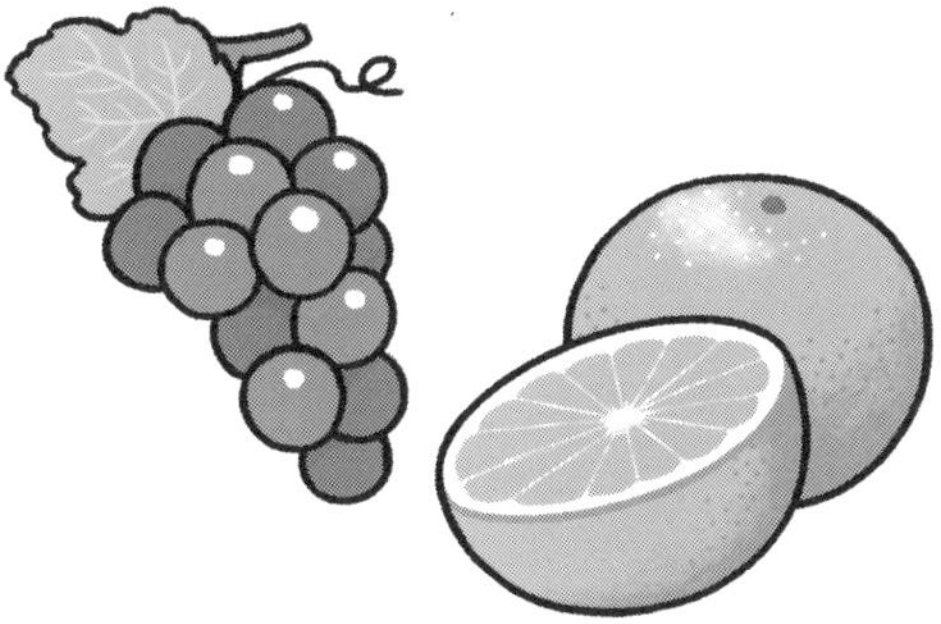

フルーツ（グレープフルーツなど）

ポリフェノールなどの成分が、
副時計を動かす。香りにも効果がある

副菜（サラダなど）

朝に食物繊維をとると、
腸内環境が整う

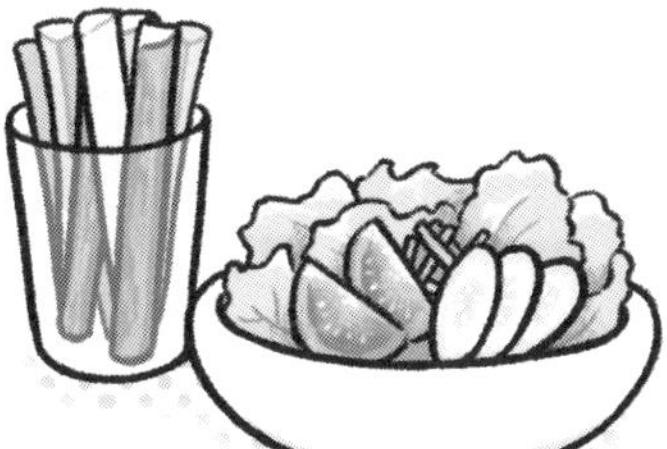

コーヒー

朝のカフェインは
体を目覚めさせる

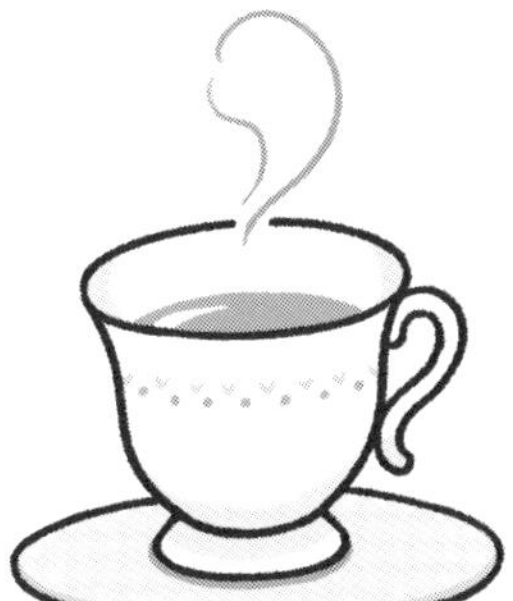

第3章 昼食がもつ意外な健康効果

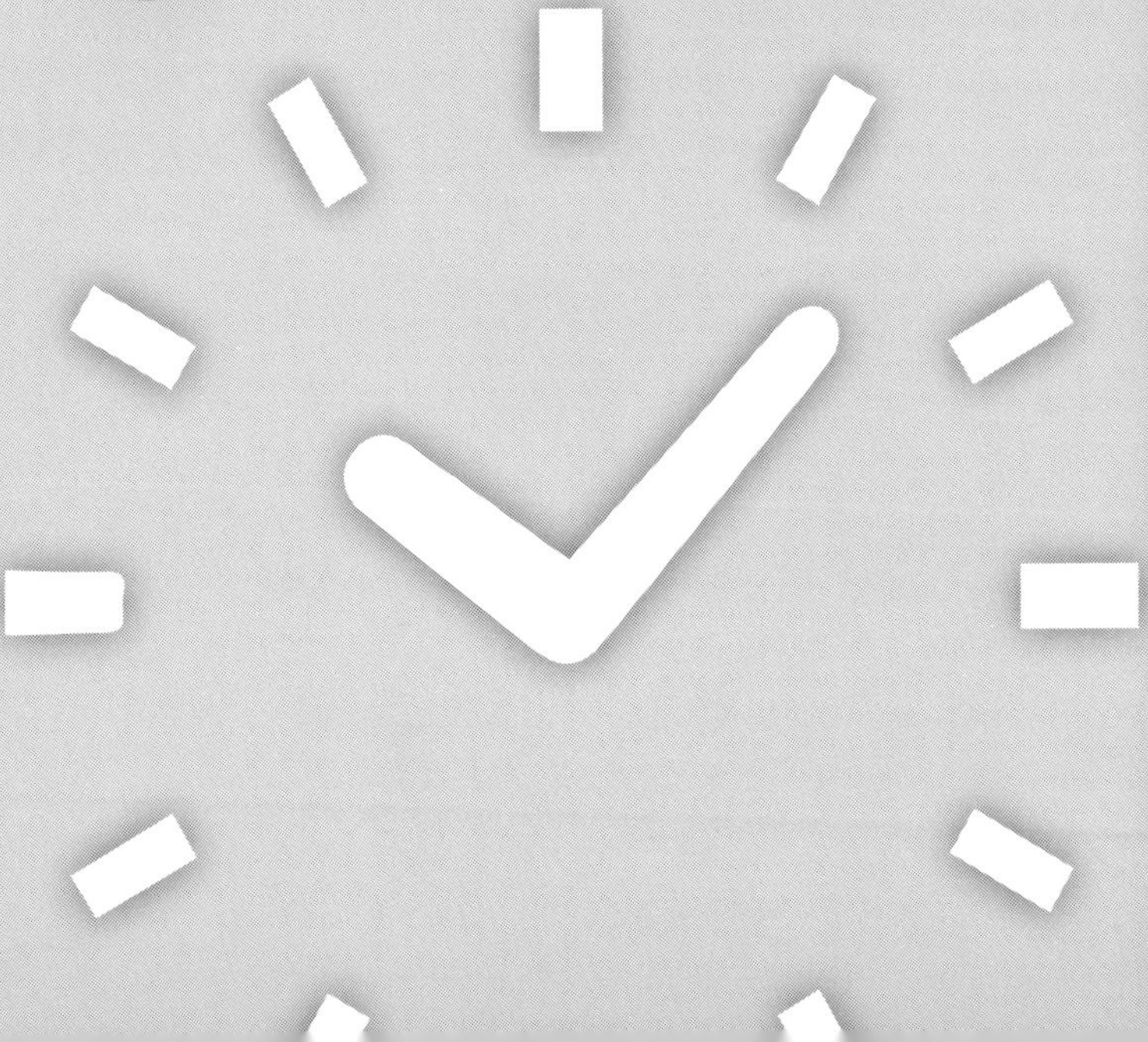

3-1

昼食が高血圧を防ぐ？

高血圧予防のカギは昼ごはん

この本を手に取った方の中には、血圧が高いことを気にしている人も多いかもしれません。通院し、血圧を下げるための薬を処方してもらっているというケースもあるでしょう。

高血圧に対処しなければならない理由は、動脈硬化を引き起こし、脳や心臓などに害を及ぼす恐れがあるからです。動脈硬化は、脳梗塞や脳出血、心筋症や心筋梗塞などの原因として知られています。

血管は全身に張り巡らされていますから、腎臓をはじめとしたほかの臓器に影響を及ぼすことも問題です。特に、体にとって不要な老廃物をろ過し、体外に排出する役割を担っている腎臓のはたらきは、動脈硬化により著しく低下してしまうことがわかっています。一度はたらきが落ちた腎臓は、もとの健全な状態に戻すことができません。

脅かすわけではありませんが、高血圧にはさまざまな健康リスクが伴っています。ただ、食事のとり方次第で、高血圧は予防が可能です。実は昼食が、そのカギを握っています。

昼食でとるカリウムのはたらき

血圧を下げる対策のひとつとして、減塩があります。食事でとる塩分＝ナトリウムを減らすための療養食も考案されていますが、体内にたまったナトリウムを排出することも心がけなければなりません。その排出にはたらくのが、野菜に多く含まれているカリウムです。

海外の疫学調査によると、ナトリウムの摂取量を減らしながらカリウムの摂取量を増やした場合、血圧が下がることがわかりました。その結果、脳や心臓の血管疾患を起こしにくくなり、総死亡率が低下するとの報告もあがっています。

ここでポイントとなるのが、ナトリウムとカリウムの摂取量です。望ましいのは摂取量の差が小さいこと。ナトリウムのほうが多くなればなるほど、血管障害も起きやすくなることがわかっています。

昼食でそば、うどんなどの単品を選ぶ人も多いと思いますが、そうなるとナトリウムの摂取量は多くなるものの、野菜が少なくなり、カリウムをとれないことが問題です。

昼食で人気のラーメンにも、同様のことがいえます。食べるのであれば、タンメンなど野菜がたっぷり入ったメニューを選ぶといった工夫をしないと、野菜不足＝カリウム不足に陥ってしまいます。

ちなみに、健康とダイエットをサポートする食事管理アプリ「あすけん」（株式会社ａｓｋｅｎ）を利用した研究においても、昼食時のカリウム不足が高血圧に関連することが明らかになっています。

カリウムを多く含む食材は、イモ類、ひじきなどの乾燥した海藻、水菜やキャベツ、カボチャなどの野菜、果物ならメロンやバナナなどです。外食の場合、昼食では定食を選んだり小鉢を追加したりして、これらの食材がとれるように、工夫するとよいでしょう。

また、カリウムは水溶性なので、煮込んだ汁の中に溶け出します。野菜たっぷりのスープやみそ汁を注文し、汁を飲んで摂取することもひとつの方法です。

ただし、すでに腎臓の機能が低下して治療をしている人の場合は、カリウムをとりすぎると、高カリウム血症を引き起こす恐れがあります。ナトリウムやカリウムのとり方については、必ず主治医に相談して、アドバイスを仰ぐようにしてください。

なお、ナトリウムとカリウムは、朝のほうが再利用されやすく、夜は尿で排出されやすいことがわかっています。時間栄養学的な観点でいうと、塩分の多いものは夕方にとったほうがよいということです。とはいえ、野菜をたっぷり加え、カリウムを増やすことも忘れないようにしましょう。

食物繊維でナトリウムを排出

体内のナトリウムを排出する栄養成分としては、カリウムのほかに食物繊維があります。食物繊維には血糖値を下げるはたらきがあり、とるタイミングは朝食がいちばん効果的であると、第2章でも紹介しました。

しかし、日本人の食物繊維摂取量は、18〜64歳を対象とした基準値よりも少ないのです。厚生労働省の基準では、男性の摂取目標が1日あたり21グラム以上、女性が18グラム以上となっています（65歳以上は男性20グラム、女性は17グラム以上）。ところが平均摂取量は15グラム前後で、必要量より2〜5グラムも不足しているのです。

血糖値をコントロールするのであれば、朝食での食物繊維摂取が望ましいのですが、足りていない分をどこかで足すのなら、ナトリウム排出にはたらく昼食にするのがよさそうです。昼食の食物繊維を増やせば、1日の摂取基準に近づくでしょう。また、野菜は食物繊維に加えて、カリウムも豊富なので、昼食にはぜひ副菜をプラスするように心がけましょう。

朝の食物繊維で血糖値を下げ、昼の食物繊維でナトリウムを減らすことは、生活習慣病に悩まされがちな高齢者にとっては、願ったりかなったりではないでしょうか。朝の食物繊維には、便秘解消という効果もあります（54ページの項参照）。

3-2

昼食を抜くと高血糖になる？

昼食で血糖値をコントロール

体重を気にしている人、減量をしている人の中には、朝食・昼食・夕食のいずれかを軽くしようと考える人も少なくないようです。

3食の量のバランスとしては、ほぼ同等にすることが望ましいのですが、これまでの習慣上、夕食の比率が高いという人が多いのではないでしょうか。1日の活動を終える夕食は、お酒を一杯やりながら、おいしくしっかり食べたいという気持ちもわかります。

とはいえ、体内時計をきちんとはたらかせるためには、バランスのとれた朝食をとることが大事であると、繰り返しお伝えしてきました。その結果、これまでに比べて朝食のボリュームを増やしたという人もいるかもしれません。

朝食も夕食もしっかり食べたい――そうなると、必然的に減らす食事は昼食ということになります。「夕ごはんをおいしく食べるために、昼ごはんはガマン！」「食べるにしても、軽くすませよう」ということも、あるのではないでしょうか。

時には、こういったパターンになることも仕方ありませんが、習慣化してしまうことは、おすすめできません。なぜならば、昼食を食べずに夕食をとると、高血糖になりやすいだけでなく、血糖値が乱高下して血管を傷つける血糖値スパイクが起こりやすくなるからです。

その実験結果をご紹介しましょう。

夕食から10時間空けて朝食をとったケースと、朝食から10時間空けて夕食をとったケースで、それぞれの血糖値の変化を比較するという内容です。前者は10時間のうちに睡眠時間が入りますが、後者の場合は、睡眠時間はなく、昼食を抜いたパターンになります。

この実験によると、昼食抜きとなる後者のほうが、夕食後の血糖値が明らかに高かったのです。しかも、先ほどお話ししたように、血糖値スパイクも起こりやすくなりました。

血糖値スパイクとは、急激に上がった血糖値を下げるために大量のインスリンが分泌され、その結果、血糖値が急降下する現象のことです。インスリンの分泌を担うのはすい臓ですが、このような状態は、すい臓にかなりの負担をかけます。さらに恐いのは、酷使されたすい臓の機能が低下し、インスリンが出にくくなってしまうことです。血糖値がコントロールできなくなれば、糖尿病へとつながります。

では、まったく食べないのではなく、とりあえずパンやかけうどんなどを口に入れることで、昼ごはんを軽くすませるというのはどうでしょうか。

実は、２００ｋｃａｌ（6枚切りの食パン1枚、うどん２５０グラム）程度の食事の場合、夕食時に高血糖になるという点では、昼食をとらないときと変わらないのです。

ということは、血糖値をコントロールするためには、昼ごはんをしっかり食べたほうがよいということになります。

しかも、昼ごはんをきちんと食べる効果は、それだけではありません。

昼ごはんは中性脂肪の値が上がりにくい

昼ごはんの後は、中性脂肪の値が高くなりにくいことがわかっています。

中性脂肪は、食事でとった脂質から合成されるものです。骨格筋から取り込まれエネルギーとして利用されますが、値が高くなることには、主に次のようなリスクが指摘されています。皮下組織で中性脂肪が増えることによる肥満、肝臓で増えすぎることによる脂肪肝、そして動脈硬化です。

朝食後と昼食後における中性脂肪量の調査では、昼食後の血中中性脂肪量が、朝食後の約半分となりました。朝食を抜いた場合でも同様の結果が得られています。以上をふまえると、大切なのは「昼に食事をとる」というタイミングであると考えてよいでしょう。

では、夕方に高脂肪の食事をとるとどうなるのでしょうか。想像がつきやすいことと思いますが、調査では、中性脂肪値が高くなることがわかっています。

つまるところ、血糖値、中性脂肪値、どちらにとっても昼ごはんはよい効果があるということです。

抜いたり軽くすませたりせず、栄養バランスのとれた昼ごはんを心がけてください。

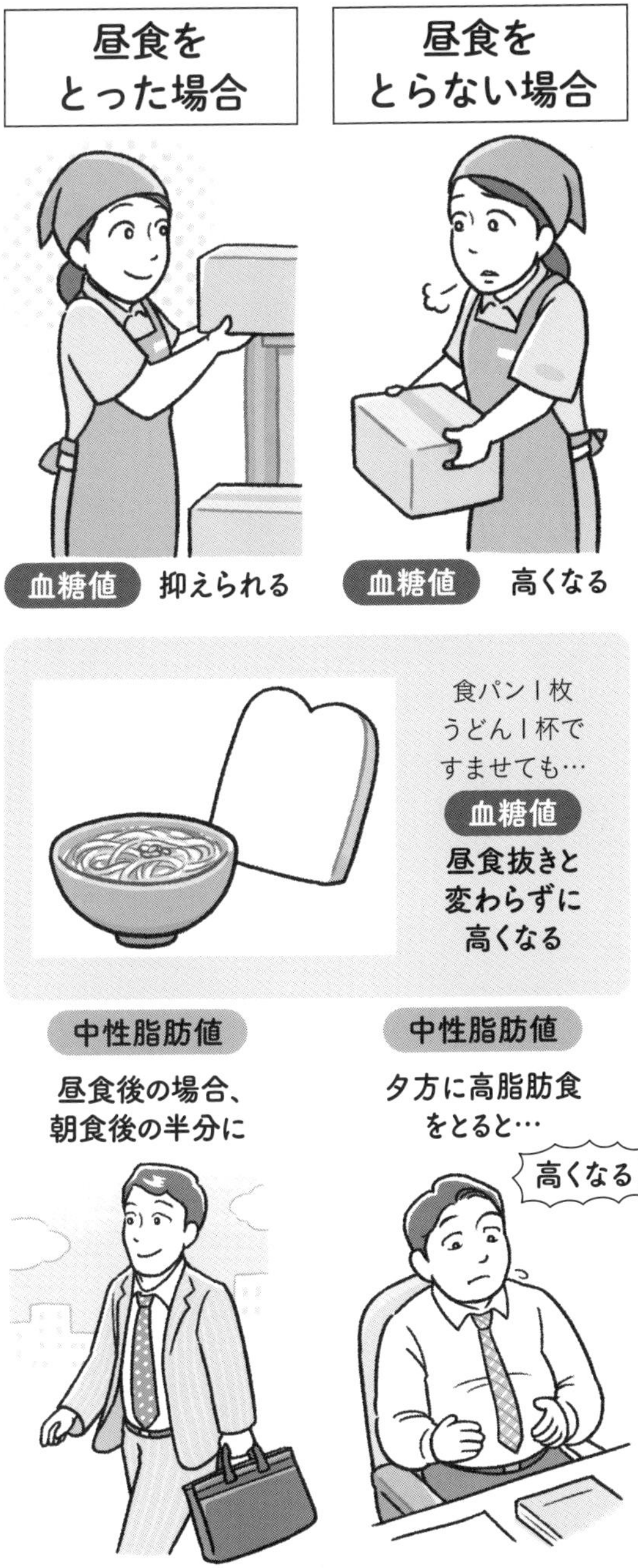

3-3

かつ丼や牛丼は昼に食べるべし

昼食のメリットを生かす

前項で、昼食では中性脂肪の値が高くなりにくいことがわかっているとお話ししました。それを裏付けるのが、体内時計を司る時計遺伝子のひとつ、Ｂｍａｌ１《ビーマルワン》の発現率の低さです。Ｂｍａｌ１のはたらきは、64ページでもふれたように脂肪をため込むこと。分泌量が多くなると、体に脂肪がつきやすくなります。

また、Ｂｍａｌ１は、太陽の光とも深い関係がある物質です。具体的には、日中は分泌量が少なく、夕方以降になると増えることがわかっています。いちばん多く分泌されるのは、午後10時ごろから深夜2時ごろです。

以上のことから考えると、夜に高脂肪の食事をとることは、脂肪のため込み、つまりは肥満につながるといえます。逆に、昼間はＢｍａｌ１の分泌量が少ないのですから、体は脂肪をため込もうとはしません。このことは、実際の測定データからも明らかになっています。

健康な男女に、午後1時半もしくは深夜1時半に高脂肪の食事をとってもらうという実験をおこなったところ、午後に食べた人よりも深夜に食べた人のほうが、中性脂肪量が高くなるという結果が得られました。しかも、中性脂肪量の高い状態が5～6時間ほど持続して観察されているのですから、恐い状況です。

これらのことから、ランチメニューの定番ともいえる高脂肪のかつ丼や牛丼を食べるなら、昼食がおすすめといえるでしょう。ただし、丼モノだけでは、栄養が炭水化物とタンパク質に偏ってしまいます。小鉢やみそ汁などを添えて食物繊維もとり、栄養バランスを整えることも忘れないようにしましょう。

昼食で夕食のドカ食いを防ぐ

昼食を抜いたり、軽くすませてしまったりしたために、反動が夕食にきたという経験のある人も多いのではないでしょうか。

しかし、夕食の食事量をドンと増やしてしまったり、揚げ物のように高脂肪の食事をとったりすることは、血糖値の観点からも中性脂肪量の観点からも、おすすめできません。

今後の人生を健康に過ごすためにも、体内時計を朝食でリセットし、カロリーの高い食事、食べたいメニューは昼食でしっかりとるようにしましょう。トンカツ、ステーキなどを食べるなら、お昼どきがおすすめです。

第1章でもお話ししましたが、日本人の朝食：昼食：夕食の平均的な比率は、2：3.5：4.5と報告されています。どうしても夕食の割合が高くなりがちですが、できるだけ均等になるように、その日の食事内容を考えてみましょう。

もちろん、夕食のタイミングで家族の集まりや飲み会が入れば、食べすぎてしまうこともあるでしょう。たまにハメをはずしてしまうくらいなら、大きな問題はないので、そういった機会も大切にしながら、食事のとり方を考えてみてください。

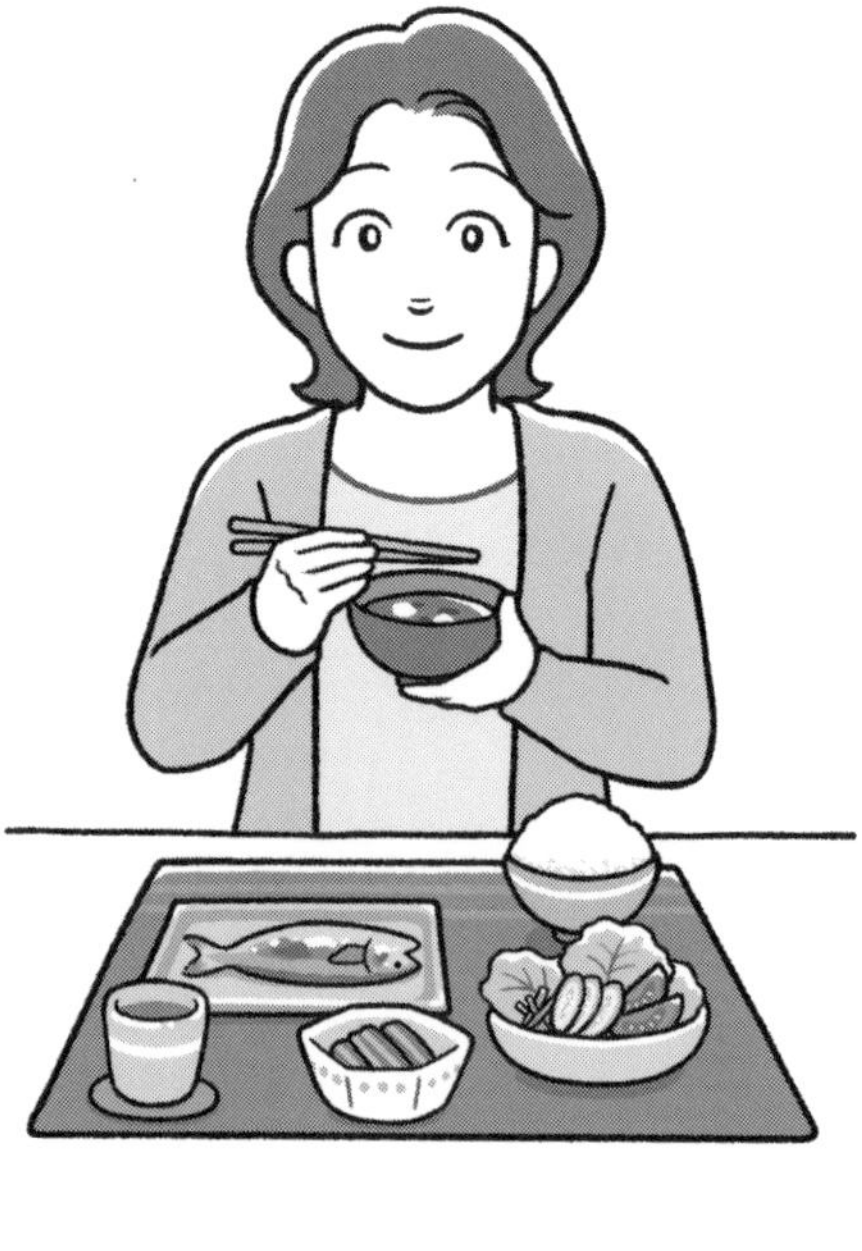

コラム 時間運動学　少し速足の散歩が吉

夕方のほうが脂肪燃焼効果が高いことを、65ページで説明しました。

脂肪燃焼にもっとも効果があるのは、有酸素運動です。代表的な運動は、ウォーキングやジョギング、スイミングなどです。

強度は、少し息が切れる程度、人と話ができる程度にしましょう。激しい運動のほうが効果はありそうにも思えますが、そうではありません。何よりも、激しい運動では継続することが難しくなります。

無理をせずに、夕方に、20～30分程度で少し速足の散歩を日課にするというのが、取り組みやすそうです。

ちなみに、以前は運動を20分以上続けないと脂肪燃焼の効果はないといわれていました。しかし、近年の研究で、30分の運動を１日に１回おこなう効果と、10分の運動を３回おこなう効果は、同じであることが明らかになっています。つまり、短時間でもいいから運動を重ね、総時間が30分を超えるようにスケジュールを組めば、十分、脂肪燃焼効果が期待されるということです。

１日の日課を考える際の参考にしてください。

１日30分、分けても、まとめてもOK

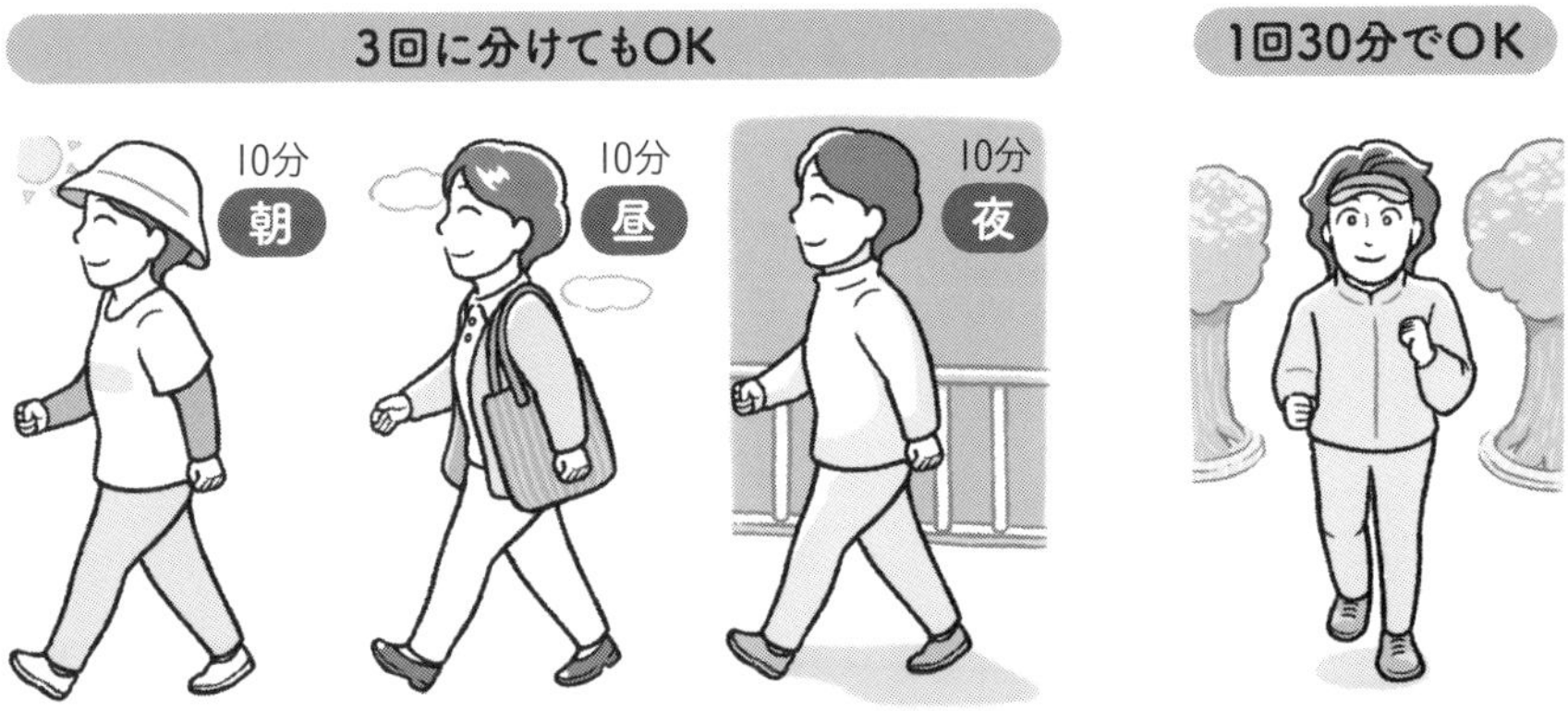

第4章

夕食時に
気をつけること

4-1 緑茶はとる時間で効果が異なる

緑茶のカテキンが血糖値に効く

食事を終えた後に、習慣として緑茶を飲む人も多いことと思います。では、時間栄養学の観点で、緑茶を飲むおすすめのタイミングというのはあるのでしょうか。

緑茶の成分としてよく知られているのが、カテキンです。カテキンはポリフェノールの一種で、血糖値を下げる作用のあることで知られています。そこで、朝食後と夕食後に緑茶を飲んだときの血糖値の変化を調べることにしました。

その結果、インスリンの分泌量に関しては変化がみられなかったものの、夕方の血糖値の上昇は明らかに抑制されていることがわかったのです。

まったく同じ内容の食事を朝にとるのと夕方にとるのとでは、夕方のほうが血糖値の上昇が大きいことがわかっています。したがって、高血糖に対処することを目的とするならば、夕食時に飲むことが、よりおすすめということです。血糖値スパイクを抑える効果があることも調査では明らかになっているので、その点も夕食時に飲むことをすすめるポイントです。

さらに、カテキンを継続して摂取した場合、その効果の度合いに変化があるかどうかも調べました。その結果、効果に強弱の変化はなかったものの、カテキンによる夕食時の血糖値抑制効果は持続することがわかったのです。

この現象については、マウスでも試してみました。まず、夕食時、1週間継続してカテキンを与えたグループと、何も与えないグループに分けます。その後、それぞれのグループで、朝食か夕食にブドウ糖を投与したのですが、結果は次のようになりました。

まず、夕食時にブドウ糖を与えられたグループです。夕食時にカテキンを投与されていたマウスは、投与されていないマウスに比べ、血糖値上昇の抑制がみられました。

一方の朝食時にブドウ糖を与えられたグループは、どうでしょうか。こちらは、カテキンを投与したか否かにかかわらず、夕食時にブドウ糖を与えられたグループと似たような結果、つまり血糖値の抑制がみられたのです。

朝は、そもそも血糖値が上がりにくい時間帯なので、前の晩にカテキンを摂取してもしなくても、あまり関係はないのかもしれません。

以上のことから、夕食時にカテキンをとることが、血糖値の上昇を抑制するのであろうという結論を導き出しました。

カテキンの効果に関して、ヒトもマウスも夕食時の摂取が血糖値を抑制するという考察ができたということです。

緑茶のテアニンによるリラックス効果

緑茶には「テアニン」と呼ばれるうま味成分も含まれています。テアニンは体内時計にも作用することが指摘されている成分ですが、ここで注目したいのは、テアニンが幸せホルモンとの代名詞を持つ「ドーパミン」を大量に放出させるはたらきを持つことです。

動物実験では、抗ストレスや抗うつにも効果があるとされ、脳内のＧＡＢＡを増やして、眠りにつきやすくする作用があるともいわれています。

ＧＡＢＡは、体をリラックス状態にして眠りへと誘ったり、ストレスを和らげて睡眠の質を高めたりする効果があるアミノ酸の一種です。

ヒトの実験では、テアニンを摂取すると副交感神経を活性化させ、リラックスしたときに放出される脳波として知られるアルファ波が出やすいことが、わかっています。

まとめると、緑茶には体をリラックスさせ、よい眠りをもたらす効果があるといえるでしょう。質の高い睡眠は、スッキリとした朝の目覚めにもつながるはずです。

そのほか緑茶には、脂肪の燃焼促進、コレステロール値の正常化、活性酸素の低減、高血圧の改善や予防といった効果があることもわかっています。

血糖値を抑えたり眠りの質を高めたりするには夕食時の摂取が効果的です。一方で朝の緑茶には、体内時計リセットの効果もあります。

さまざまな面から考えると、朝の緑茶もおすすめですが、やはり夕食時にはぜひとりたい飲み物といえるでしょう。

ただし、緑茶には、カフェインも含まれています。テアニンが睡眠へ誘うはたらきをする一方で、カフェインは覚醒作用のある成分です。朝は通常の緑茶で、夕方以降に飲む場合は、低カフェインの緑茶にすることを考えてもよいでしょう。

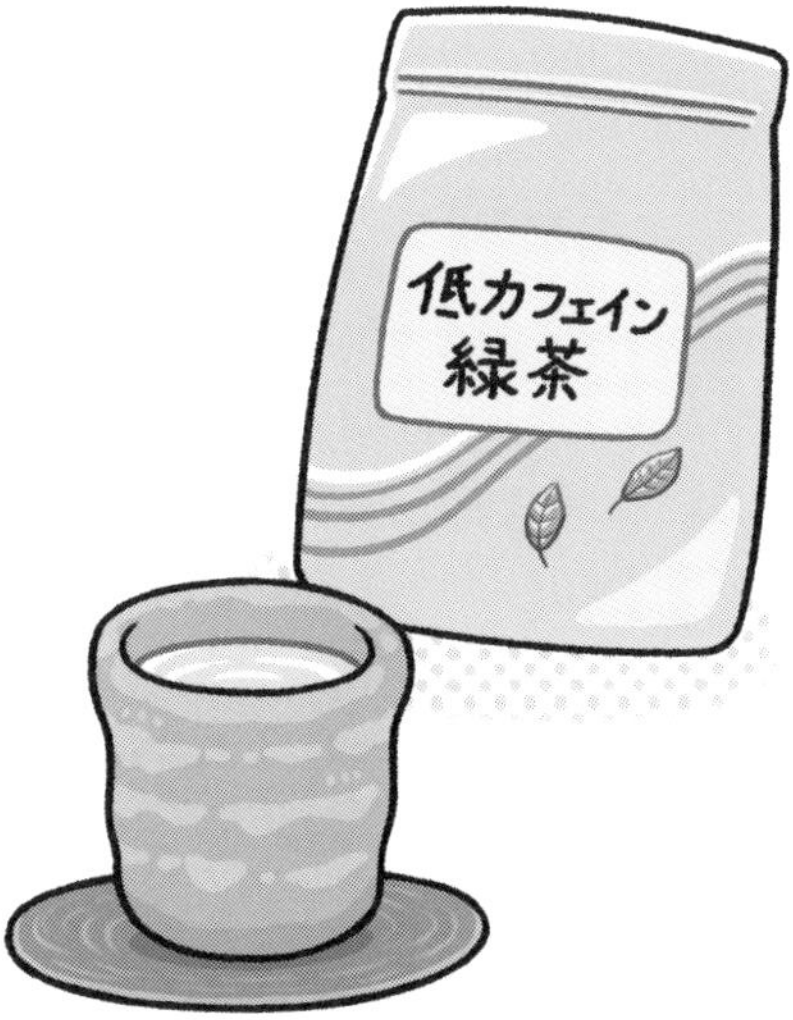

4-2

お茶は血糖値スパイクを防ぐ

血糖値スパイクとは？

緑茶に含まれるカテキンには血糖値を下げる作用があること、血糖値スパイクを抑える効果があることは、前項でもお伝えしました。この効果を上げるために特におすすめしたいのが、カテキンの濃度の高い「高カテキン茶」です。

とはいえ、食後、私たちの血糖値がどうなっているのかは目で確認できませんし、血糖値スパイクが起きているのかどうかもわかりません。そこで、血糖値スパイクに自覚症状はあるのかなど、血糖値スパイクについて、もう少し掘り下げてみることにしましょう。

食事をした後は、どんな人でも血糖値が上がりますが、人によっては、急激に上がり急激に下がるという現象がみられます。この現象が、血糖値スパイクです。食後1～2時間という短時間の間に血糖値に大きな落差が現れるため、その変化を折れ線グラフにすると、棘（スパイク）のように突出した線が描かれます。この形が「血糖値スパイク」と名づけられた所以です。

ちなみに、糖尿病を患うと血糖値の高い状態が続きますが、血糖値スパイクになる人は空腹時の血糖値は高くなく、上がったときに糖尿病の人と同程度になることも特徴として挙げられます。

血糖値スパイクの原因は、急激に高くなった血糖値を下げるために、インスリンが過剰に分泌されることです。その様子を目で確認することはできませんが、身体的症状として現れることがあります。食後の頭痛、吐き気、極度の眠気のほか、意識がもうろうとするなどです。特に夕食後は血糖値が高くなりやすいので、こういった症状にも注意するとよいでしょう。

また、昼食にうどん単品などを食べると血糖値スパイクが出やすく、昼間でも強い眠気がくるので注意が必要です。

血糖値スパイクは何が問題か

ところで、血糖値スパイクには、どのような問題があるのでしょうか。

血糖値スパイクのグラフ（次ページ）をみるとわかりますが、高血糖になったときの数値は、糖尿病を患っている人とほぼ同じです。その後、下がりはするものの、血糖値の乱高下が繰り返されることで、血管は大きなダメージを受け、ボロボロになっていきます。

もうひとつ、血糖値スパイクは、一般的な健康診断では見つけにくいことも問題として挙げられるでしょう。なぜならば、健康診断での血液検査は、血糖値の食後の変化や一日の変化を確認するのには向いていないからです。これでは、血糖値スパイクの防ぎようがありません。先ほど、血糖値スパイクで現れる症状を紹介しましたが、疲れ、風邪などの体調不良ととらえてしまうことも、ありそうです。

だからこそ飲みたいのが、夕食時の緑茶なのです。血糖値を抑え、血糖値スパイクにも有効であることがわかっているのですから、飲まない理由はないというより、飲むべきといっても差し支えないでしょう。また、緑茶には睡眠を促すテアニン（お茶の甘い成分）も入っています。

ただし、夜の時間帯ということを考えると、前にも説明したとおり、眠りを妨げないカフェインを抑えたタイプがおすすめです。

血糖値スパイクとは？

食後１〜２時間という短時間で、血糖値に大きな落差が表れる。

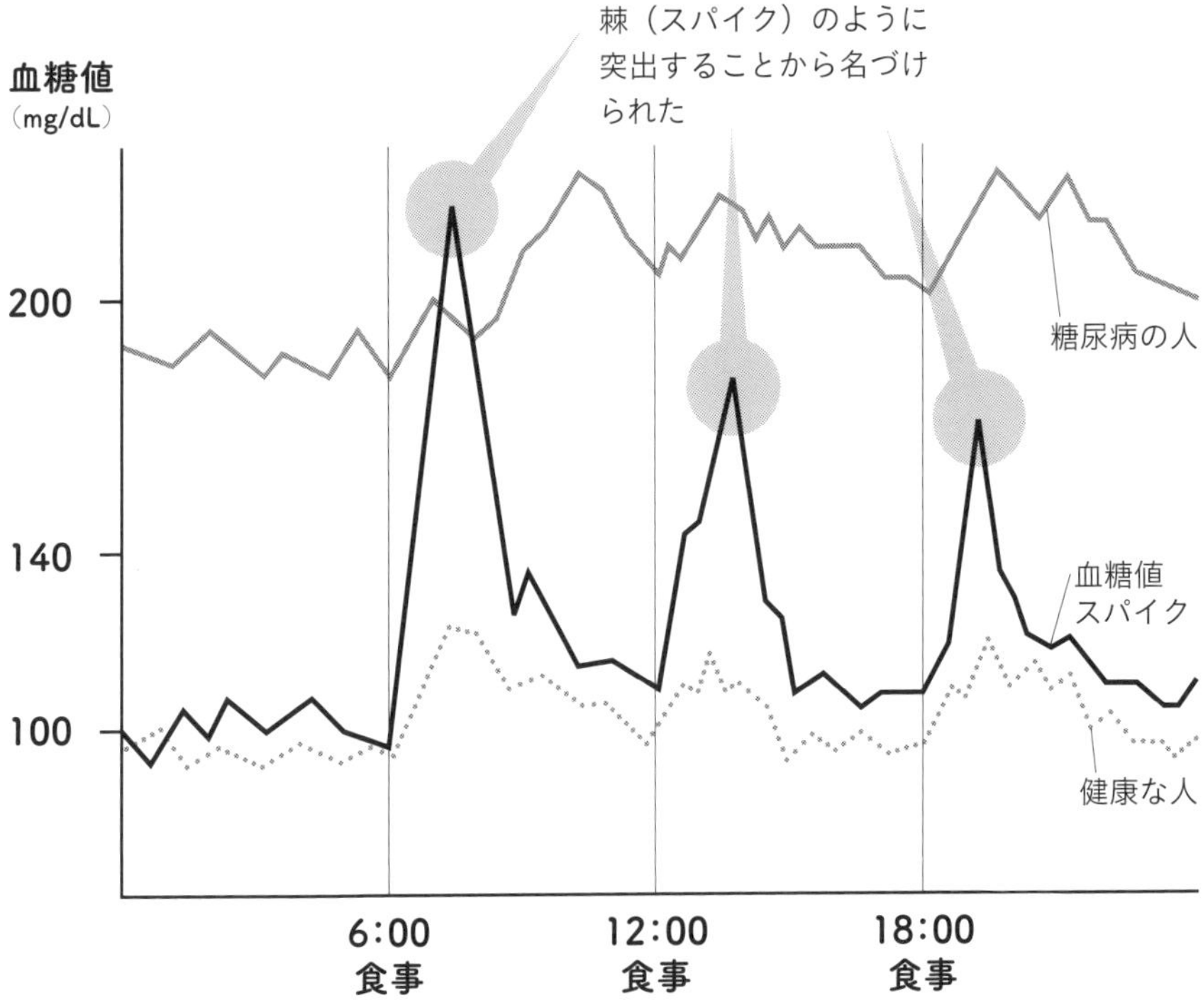

食後の血糖値スパイクの症状

- **頭痛、吐き気がする**
- **極度の眠気がおそう**
- **意識がもうろうとする**

4-3

カルシウムをとる時間はいつ？

カルシウムの吸収効果を高める水溶性食物繊維

年齢とともに、骨はもろくなります。「骨粗鬆症」との診断を受ける人が増えることも、仕方のないことといえるでしょう。

骨を強化する栄養素といえば、カルシウムです。それだけでなくカルシウムは、筋肉の収縮や血液凝固、神経の伝達にも関与します。ところが、食事から摂取するカルシウム量が足りなくなると、骨のカルシウムが溶け出し、使われてしまうのです。

もともと、すべての年代において日本人は、カルシウム不足の傾向にあります。カルシウムを強化した食品やサプリメントも出回っていますが、ふだんの食事から自然にカルシウムを吸収できれば、それがいちばんです。

時間栄養学では、カルシウムの吸収は、「牛乳はいつ飲むべきか」（42ページ）で説明したように朝よりも夜のほうが吸収率の高いことがわかっています。ということは、骨を丈夫にしたいと考えるなら、カルシウムを多く含む食品は夕食でとったほうが、効果があるということです。実際、骨の合成は夜に盛んになるので、その材料となるカルシウムを夕方にとるのは、理にかなっています。

カルシウムを多く含む食品として知られているのは、牛乳、ヨーグルト、チーズなどの乳製品、骨も食べられる小魚、豆腐や納豆などの大豆製品、海藻類ですが、実は腸からの吸収率には差があります。乳製品は50％ほどですが、小魚、大豆製品、海藻類はなんと20％程度なのです。

しかし、カルシウムは、ほかの栄養素と組み合わせることで、吸収率を上げることができます。せっかく食事からとるカルシウムです。少しでもたくさん体に取り入れるためにも、組み合わせに工夫をこらしていきましょう。

まず組み合わせたいのが、水溶性食物繊維です。

マウスの実験によると、夕食でカルシウムと水溶性食物繊維を一緒にとると、よりカルシウムの吸収率が高まることが、わかっています。

水溶性食物繊維はさまざまな食品に含まれていますが、多く含む食品として知られているのは、オートミール、ゴボウ、ひじき、のり、菊芋、ドライフルーツなどです。

水溶性食物繊維には、血糖値の上昇抑制、コレステロールの排出、ナトリウムの排出といった効果もあります。また、カロリーが低いため、肥満防止にも有効であることも、メリットです。ありがたいことに、動脈硬化、高血圧、糖尿病などの生活習慣病の改善にも期待できます。

カルシウムを組み合わせれば骨強化の相乗効果もあるのですから、水溶性食物繊維は、積極的な摂取を意識したいところです。

ビタミンDやビタミンK、酢とも組み合わせよう

カルシウムの吸収を助け、カルシウムの効率的な利用を促進するためには、ビタミンDが欠かせないことも広く知られています。

ビタミンDを多く含む食品は、干ししいたけ、切り干し大根、しらす干し、乾燥きくらげなどです。

ちなみにビタミンDに関しては、必ず食品からとらなければならないというわけではありません。太陽光を浴びれば、体内でも合成することができるのです。

太陽光というと、紫外線の害を伝える情報も目につきますが、健康のことを考えるなら、夏なら日陰で30分程度、冬なら30分から1時間程度、太陽光の恵みを受けることも大切といえるでしょう。

そのほか、カルシウムの吸収率を上げる成分としては、ビタミンK、クエン酸やリンゴ酸も挙げられます。

ビタミンKが多く含まれる食品は、納豆、ブロッコリー、干ししいたけ、キャベツなど。クエン酸は酢、梅干し、柑橘類に多く含まれ、リンゴ酸を効率よくとるなら、リンゴやりんご酢がおすすめです。

酢は、夕食の一品として酢の物や酢漬けをプラスしたり、塩の代わりに使ったりすると、とりやすくなるでしょう。

カルシウムを摂取する際は、吸収率をよくする食材との組み合わせをぜひ考えてみてください。

カルシウムの吸収を助ける食品

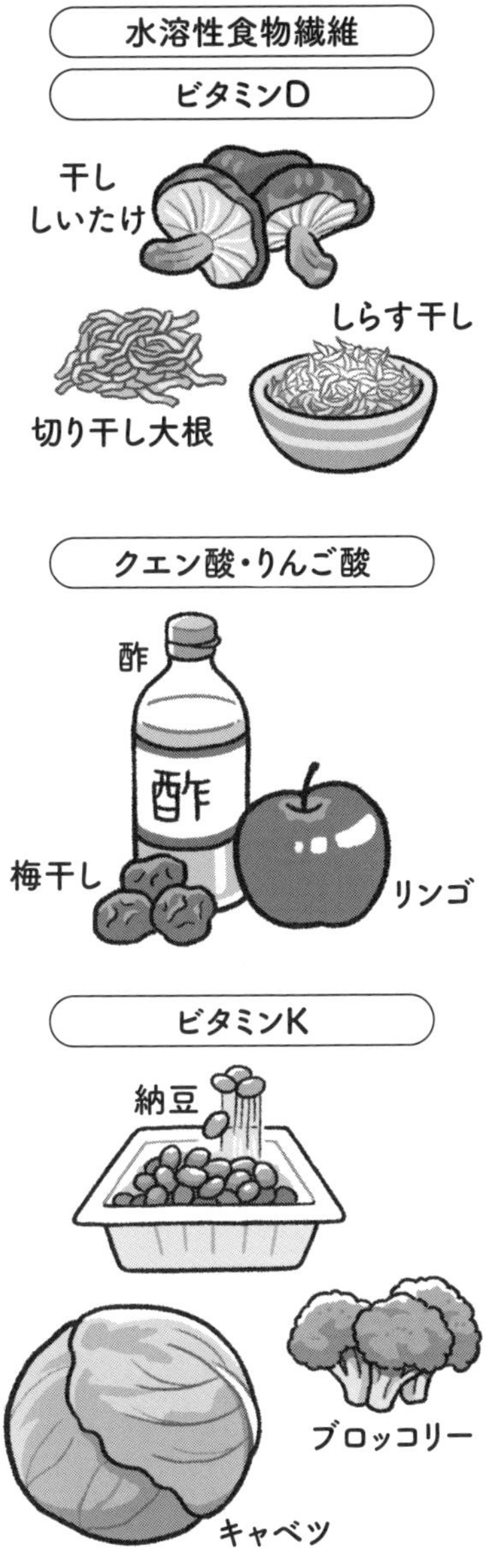

4-4 骨粗鬆症には夕食時のカルシウム

骨の強化は夕食が◎

骨粗鬆症を患うと、骨がもろくなり骨折しやすくなります。「年だから仕方がない」と思っている人も多いかもしれませんが、高齢でも骨の強化は可能です。

前項でも紹介したとおり骨が作られるのは夜です。睡眠中に分泌される成長ホルモンに、骨を成長させたり、骨量を保持したりという作用があるのです。

そのタイミングを狙うなら、やはり夕食でのカルシウム補給が望ましいといえます。

カルシウムを多く含む食品には、牛乳やチーズ、ヨーグルトなどの乳製品、小魚、大豆製品などがありますが、この中で吸収率がよいのは乳製品です。

牛乳やヨーグルトを夕食に組み合わせることも考えられますが、どちらかというと朝食のイメージです。夕食に取り入れるなら、チーズがよいのではないでしょうか。そのままサラダに添えることも、おつまみにすることもできます。とろけるチーズを使えば、肉や魚、カレーなどにもトッピングが可能です。肥満が気になる人は、低脂肪の乳製品が多く出ていますので、そちらがおすすめです。

チーズは、製法によって種類も豊富に出回っています。カッテージチーズのように味わいがマイルドなものなら、「チーズは苦手」という人でも、食べやすいでしょう。

ここで、骨粗鬆症が体にもたらす弊害についても説明しておきましょう。

骨粗鬆症が女性に多いのは、閉経後、女性ホルモンのひとつである「エストロゲン」が減少するからです。エストロゲンには、骨の形成をサポートしたり、骨からカルシウムが流出することを抑えたりする作用があります。

しかし、骨粗鬆症の症状は、骨がもろくなるだけではありません。生活習慣病や心臓病、脳梗塞のリスクを高めるだけでなく、認知症の原因のひとつともいわれているのです。その点からも、健康を維持するためには骨粗鬆症への対処が必要であると、おわかりいただけるでしょう。

ダイズに含まれるイソフラボンはエストロゲンのはたらきに似ているので、納豆などもおすすめです。また、納豆にはナットウキナーゼという血液凝固を抑制する成分も含まれています。朝に血栓症は起こりやすいので、その場合、夕食で納豆をとることもおすすめします。

ちなみに、カルシウムの吸収率は、ビタミンDや水溶性食物繊維を組み合わせると高くなります。前項で解説しているので、あわせて参考にしてください。

4–5

夕食がダイエット成功のカギ

減量効果を得るなら炭水化物を半分に

健康な体、体調を維持するためには、3食の量の比率をできるだけ均一にすることが望ましいとお伝えしました。ここでは、栄養の比率にも目を向けてみることにします。

減量を目指している人の中には、糖質制限ダイエットに取り組んでいる人もいるのではないでしょうか。

ここまで何度もお伝えしてきたように、朝食には、体内時計をリセットする、ダイエットによいなど、さまざまなメリットがあります。その効果は、炭水化物をほかの栄養素を組み合わせることで、発揮されるものです。

また、昼食なら高カロリー、高脂質のメニューでもOKというお話もしました。やはり、1日のうちのどこかで満足いく食事をとりたいものです。

そうなると、残るは夕食ということになるのですが、ここで、健康サポート&ダイエットアプリ「あすけん」の利用者約1万人を対象とした調査結果をご紹介しましょう。

この調査で、朝食と夕食における三大栄養素「タンパク質・脂質・炭水化物」のバランスを解析し、朝昼夕の炭水化物の摂取と肥満の関係を調べると、夕食の炭水化物の比率が低いほど、減量効果が出やすいという結果になったのです。

炭水化物は、糖質と食物繊維に分けることができますが、朝ごはんでの糖質がインスリンの分泌を促し、体内時計をリセットすることは、すでにお話ししたとおりです。糖質は、その後の活動エネルギーとしても使われます。

かたや夕食の場合、活動のエネルギーは朝食ほど必要ありません。余った分は、体内に脂肪として蓄積されてしまいます。「あすけん」の調査結果とも、齟齬はありません。

結論としては、糖質制限ダイエットで減量を目指すなら、夕ごはんの主食を減らして半分程度にすることがおすすめということです。減らした分を朝ごはんに回せば、3食の量のバランスも平均化され、一石二鳥といえます。

夕食が遅くなるときは分食で

減量効果を上げるためには、朝食をとってから10～12時間以内に夕食をとり、なおかつ19時ごろまでには夕食をすませることが理想です。とはいえ、なかなか思うようにいかず、夕食が遅くなってしまうこともあるでしょう。夕食の時間が遅くなると空腹時間も長くなり、食後の血糖値が上がりやすくなります。この点は、アメリカで実施された調査でも明らかになっていることです。

調査では、同じ食事内容を午後6時にとるグループと午後9時にとるグループに分けました。ただし、どちらのグループも、就寝時間は午後11時から0時、起床時間は午前6時から7時です。

その結果、夕食を午後9時にとったグループのほうが、食後の血糖値は18％も高い数値となりました。燃焼した脂肪量も、午後6時のグループより10％も少なかったのです。

この結果からも、遅い時間の夕食はおすすめできないことがおわかりいただけたかと思うのですが、では、どのように対処したらよいのでしょうか。

おすすめしたいのが、分食です。分食とは、文字どおり、分けて食べること。夕食の総量は変えずに、夕方ごろに軽い食事をとっておくことが、高血糖の防止につながります。

このときのポイントは、主食を夕方の軽い食事のときにとることです。おにぎりやのり巻き、サンドイッチなどがよいでしょう。その後、ひと段落した時間帯に、タンパク質や脂質などのおかずを食べるようにします。

遅い時間の糖質摂取は、体内時計の夜型化にもつながりやすいのですが、それを避ける意味でも理にかなった方法です。

マウスの実験でも、この理論を裏づける結果が出ています。午後5時に与えていたエサを、同じ内容のまま午後10時以降に与えるパターンに変えたところ、体内時計が夜型になってしまったのです。

しかし、午後5時と午後11時の2回に分けてエサを与えた場合は、体内時計が調節され、夜型化を防ぐことができました。

食事時間が遅くなりそうなときは、ぜひ分食を検討してみてください。

分食の例

夕方4～5時頃

主食を夕方に！

おにぎり、のり巻き　など

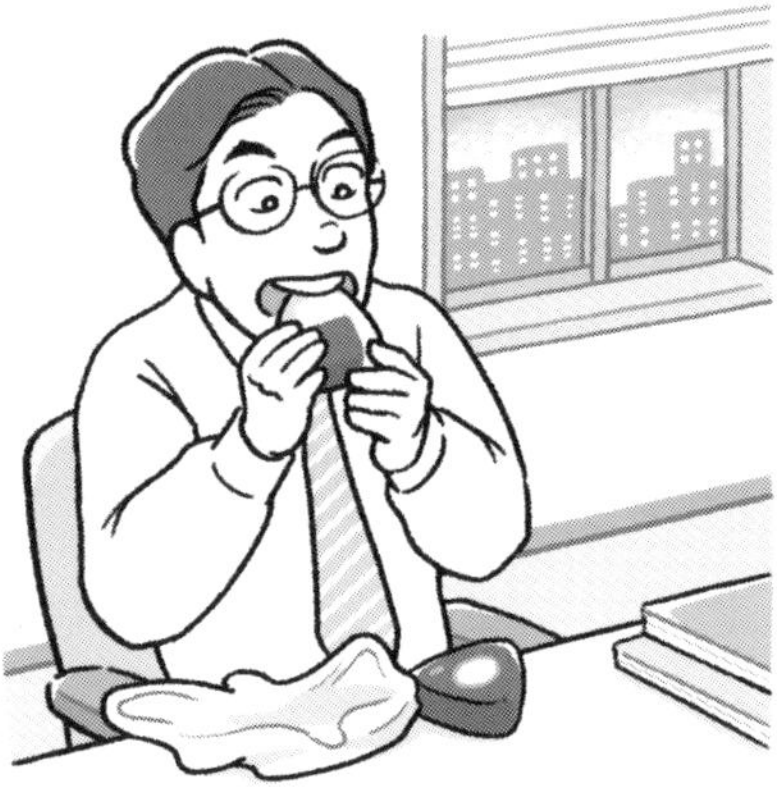

夜9～10時頃

主菜を夜に！

肉や魚、野菜　など

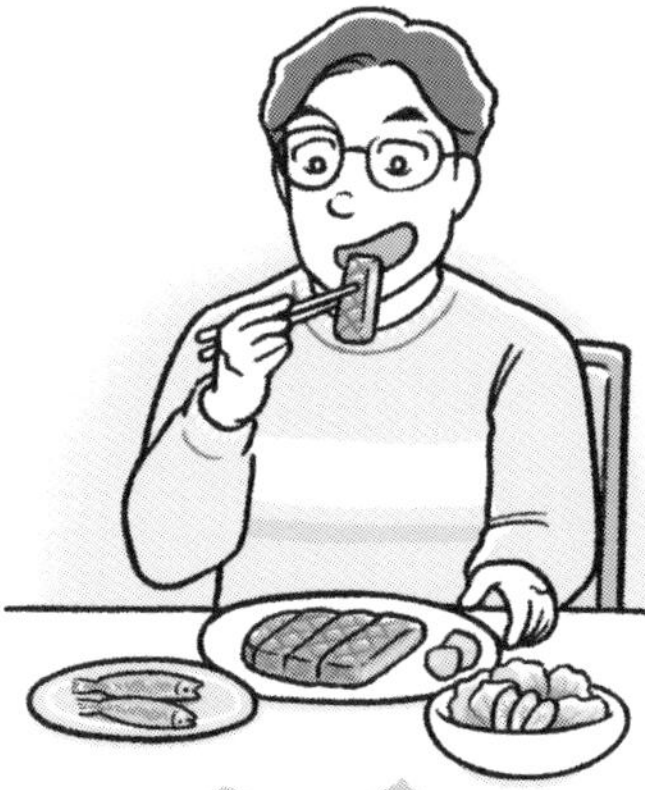

遅い時間の糖質は
高血糖につながりやすいので
注意！

4-6

不眠症には夕食時のダイズ

ダイズのL－セリンで睡眠導入

年をとると、夜、なかなか寝つけないと訴える人が増えてきます。夜中に何度も目が覚めてしまったり、眠りが浅かったりして、熟睡感が得られないという人もいるのではないでしょうか。

そのような状況を改善したいと思うのであれば、夕食時のダイズ製品摂取がおすすめです。夕ごはんのメニューに納豆を添えたり、豆腐のおかずを加えたりしてみてください。夜のダイズは、夜型の生活パターンを朝型に移行させる効果にも期待できます。

では、なぜダイズなのでしょうか。ダイズには、タンパク質をはじめとしたさまざまな栄養成分が含まれていますが、よい睡眠に役立つのが、L－セリンというアミノ酸です。ダイズだけでなく、ほかのマメ類にも多く含まれています。

夜になると眠くなるのは、夕方以降に分泌量が増えるメラトニンの作用によるものです。L－セリンには、このメラトニンの分泌リズムを前倒しにするはたらきがあります。

加えて見逃せないのが、神経伝達物質のＧＡＢＡのはたらきを増強する作用もあることです。ＧＡＢＡは、先に述べたように、高血圧を改善することでも知られている物質ですが、鎮静効果もあわせもっています。不安を軽くしたり、眠りにつきやすくしたりするということで、注目されるようになりました。

ＧＡＢＡは、脳の底のほうにある視床下部《ししょうかぶ》の、さらに底のほうにある視交叉上核《しこうさじょうかく》というところに多く含まれています。マウスの実験で、Ｌ－セリンがどのように作用するかを調べたところ、夜型の体内時計を前倒しにするかたちで調整し、さらに新しいリズムに順応するまでの時間も短くなることがわかりました。

ほかの実験では、ＧＡＢＡ受容体のはたらきを阻害すると、Ｌ－セリンのはたらきまで阻害されたという報告もされています。Ｌ－セリンとＧＡＢＡには、作用のメカニズムについて何かしらの関連性がありそうだということです。

いずれにしても、メラトニンの分泌を早め、ＧＡＢＡのはたらきを活性化させるＬ－セリンの摂取は、不眠改善につながると考えてよいでしょう。

眠りの質が気になる人は、夕ごはんのおかずを豆腐料理にしたり、豆を使ったメニューを試してみてはいかがでしょうか。

4-7 肝臓が気になる人は夜のオルニチン

飲酒をした後のしじみ汁

アルコールといえば肝臓、肝臓といえばアルコールを連想する人も多いことでしょう。肝臓の主なはたらきは、「解毒」「代謝」「エネルギーの貯蔵」「胆汁の生成」で、飲んだお酒の90%を分解するという臓器です。

だからこそ、過度な飲酒は肝臓に大きな負担がかかります。肝臓のはたらきが悪くなると、エネルギーの貯蔵に支障をきたして中性脂肪がたまり脂肪肝を引き起こすだけでなく、放置すれば肝硬変に至るケースも少なくありません。

そこでよくいわれるのが、「肝臓を守るために、しじみをとろう」ということです。

しじみには「オルニチン」という肝臓本来の機能に必要なアミノ酸が、多く含まれています。疲労回復効果もあるため、一杯飲んだ後をしじみ汁で締めることは、理にかなっているといえるでしょう。

時間栄養学的なオルニチンの効果

では、時間栄養学的にオルニチンは、どのような意味を持った成分なのでしょうか。マウスの実験でオルニチンを投与したところ、インスリンの分泌を促す「GLP《ジーエルピー》－1《ワン》」というホルモンが増える結果となりました。それにより、肝臓の時計遺伝子が動くことがわかったのです。

その結果を受け、ヒトでも実験をおこないました。中高年齢層の健常者に依頼し、オルニチンの試験食品を就寝前にとってもらうという内容です。1週間、続けてもらいました。

そうしたところ得られたのが、メラトニンの分泌が1時間ほど遅れるという結果です。生活リズムを夜型に少しずらすことができるため、極端に朝早く目覚めてしまうことに悩んでいる場合は、改善が期待できると考えられます。実際、男性の高齢者では、超朝型になっている人が多くいます。お酒を飲むのは通常は夜であることをふまえると、肝臓のはたらきを維持し、睡眠のリズムを調整するオルニチンを夜に摂取することは、時間栄養学的にも妥当といえるのではないでしょうか。

正しい時間に、正しい栄養をとる。そのことを心がけていれば、お酒はもちろん、毎日の食事も楽しむことができるはずです。

柴田重信（しばた・しげのぶ）

広島大学大学院 医系科学研究科 特任教授。早稲田大学名誉教授。1953年生まれ。1981年九州大学大学院薬学研究科博士課程修了。薬学博士。日本時間栄養学会顧問。時間栄養学の第一人者として、安藤百福学術大賞、大隈記念学術褒賞、文部科学大臣表彰などを受賞。『食べる時間でこんなに変わる時間栄養学入門』（講談社ブルーバックス）など著書多数。

構成　まつもとのぶこ
イラスト　波打べロ子
校正　ペーパーハウス
カバーデザイン　矢作裕佳（sola design）
本文デザイン・DTP　東京カラーフォト・プロセス株式会社

食べる時間こそが最高の健康法

65歳からの知っておきたい時間栄養学

2024年２月20日　第１刷発行

監　修　柴田重信
発行者　木下春雄
発行所　一般社団法人 家の光協会
〒162-8448　東京都新宿区市谷船河原町11
電話　03-3266-9029（販売）
03-3266-9028（編集）
振替　00150-1-4724
印刷・製本　中央精版印刷株式会社

ISBN 978-4-259-56785-9 C0077